透析饮食宝典

主　编　张凌

副主编　姚颖　姜鸿　刘书馨

编　者（以姓氏笔画为序）

马迎春　中国康复研究中心北京博爱医院

王　晶　北京市朝阳区孙河社区卫生服务中心

王纫秋　清华大学附属垂杨柳医院

石　劢　中日友好医院

吕　程　北京市朝阳区孙河社区卫生服务中心

刘书馨　大连市中心医院

汤　力　中国人民解放军总医院

苏　默　中日友好医院

何雯雯　中日友好医院

张　凌　中日友好医院

张翠芳　北京市朝阳区孙河社区卫生服务中心

赵红艳　北京市朝阳区亚运村社区卫生服务中心

姜　鸿　新疆维吾尔自治区人民医院

姚　颖　华中科技大学同济医学院附属同济医院

熊　敏　清华大学附属垂杨柳医院

绘　图　李彤辉

照片拍摄　吕　程

科学出版社

北　京

内 容 简 介

本书内容围绕着透析者生活指导展开，从慢性肾脏病常识讲起，重点介绍了透析者的饮食管理，包括不同疾病的个体化饮食指导、具体食谱及如何配合运动康复治疗等。与其他同类书相比，本书具有自己鲜明的特点，不仅配有适合国人口味的各种食物图片，还特设了医护人员温馨小贴士、患者自我管理经验等内容，并有血压、化验指标等管理表格供读者参考实践。本书可帮助透析者学习自我生活管理的科学方法，有助于透析者顺利进入透析生活。相信无论是刚刚进行透析的新肾友，还是一名透析"老兵"，在阅读本书后都会有所收获。

图书在版编目（CIP）数据

透析饮食宝典 / 张凌主编. —北京：科学出版社，2019.5
ISBN 978-7-03-060995-3

Ⅰ.透… Ⅱ.张… Ⅲ.血液透析－食物疗法 Ⅳ.R247.1

中国版本图书馆CIP数据核字（2019）第068239号

责任编辑：魏亚萌 / 责任校对：王 瑞
责任印制：霍 兵 / 封面设计：何孔舫 蓝正设计

科学出版社出版
北京东黄城根北街16号
邮政编码：100717
http://www.sciencep.com

三河市春园印刷有限公司 印刷
科学出版社发行 各地新华书店经销

*

2019年5月第 一 版 开本：850×1168 1/32
2024年1月第十三次印刷 印张：6 1/4
字数：353 000

定价：49.80元

（如有印装质量问题，我社负责调换）

序 一

　　张凌主任医师是中日友好医院肾内科资深的血液净化专家，此次她与国内众多肾脏病专家、营养学专家和参编者一起，经过充分准备，精心编著了《透析饮食宝典》，这本科普知识图书倾注了所有参编者对慢性肾脏病和透析患者健康的深切关爱。该书对慢性肾脏病和透析患者的营养知识进行了系统性和通俗化的解读，便于广大慢性肾脏病和透析患者及其家属阅读和掌握。希望读者通过对该书的阅读，能比较全面地了解肾衰竭营养治疗的科学知识，养成科学健康的生活习惯，积极配合疾病的规范治疗，从而提高生活质量。

　　向广大患者传授正确的知识是专家的责任，也是必须遵守的原则。随着微信等自媒体时代的到来，不少不科学或错误的信息在源源不断地流向公众。将慢性肾脏病科学的营养治疗知识传递给患者，是该书编写者共同的心愿。该书在内容安排、语言表述、插图绘制等方面，都做了大量认真细致的工作，在把专业知识化解为通俗易懂的科普知识方面，进行了新的尝试。

该书的出版面世，将架起一座专家与肾脏病患者、透析者沟通的桥梁，是从事透析工作的医护人员与患者对话的开始。相信该书会走进广大透析室、走进千家万户，会让读者喜爱，成为慢性肾脏病患者健身与治病的良师益友。

北京医学会血液净化学分会主任委员

中日友好医院肾内科主任

李文歌

2018年12月20日

序 二

Foreword Ⅱ

维护百姓健康是政府、卫生部门及医疗卫生界的专家、学者的重要职责。我们要在人民群众中大力开展科学普及活动，让群众了解和掌握医疗卫生科学知识，使人民群众在防治疾病、促进健康的进程中发挥更大的主观能动作用。

我国政府关注民生建设，对一些威胁百姓健康的大病，医疗保险给予了充分医疗救助，加上肾脏病广大医务者的不断努力，透析者长期高质量的生存已经不是神话。此时除了医务工作者需要不断学习、提高业务水平以外，也需要透析者和家属积极学习医疗保健知识，关注自身健康，培养健康的习惯和生活方式，在出现健康问题时及时正确地配合医护治疗。

《透析饮食宝典》就是这样一本适合慢性肾脏病患者、透析者及其家属阅读学习的通俗读本，读者可以直接读到专家介绍的肾脏病、透析、营养方面的医学知识，从事肾脏病治疗和透析治疗的工作者也可把它作为基本教材，向百姓传授防病治病和促进健康的知识。我相信，这本书一定能对普及肾脏病、透析、营养方面的医学知识，提高肾脏病患者和透析者的生活质量起到积极的推动作用。

是为序。

北京市朝阳区卫计委党委书记、主任

北京中医药大学研究生导师

2018年12月20日

序 三

Foreword III

近年来，慢性肾脏病（chronic kidney disease，CKD）的诊断和治疗受到人们的关注。CKD并不是一种病，而是缓慢进行的肾病总称，满足了一定标准的人都会被诊断为CKD。CKD除了要进行终末期肾衰竭透析治疗，还是引发心血管疾病的重要危险因素。并且CKD与高血压、高血糖、脂质代谢异常、痛风、肥胖等不良生活习惯病紧密相连，所以患者需要恰当地摄取饮食、适度地进行运动，不积攒压力，调整整个身体环境。为了透析治疗的顺利进行，医师要与患者和患者家属共同努力，帮助患者改正不良生活习惯，结合药物治疗、饮食疗法、运动疗法进行治疗。

一旦开始了透析治疗，不少人一生都要持续进行。现在，日本有超过32万人正在接受持续透析治疗。为了减轻患者负担，医护人员一定要考虑如何给患者送去"暖人心怀的透析生活"。

我的老朋友、中日友好医院肾内科张凌医生等人编写的《透析饮食宝典》，通俗易懂地讲解了治疗因CKD引起的疾病、患者自身进行饮食和运动治疗等生活里常见的内容。在进行透析治疗的同时，如果能够帮助到患者和患者家属，这是我至上的喜悦。

医疗法人社团松和会常务理事

顺天堂大学　名誉教授

富野 康日己

2018年12月 写于东京

前　言

　　笔者和姚颖、姜鸿等医生是多年的老朋友了，经常因为专业会议聚在一起，探讨工作中遇到的问题。国家医保政策越来越完善，但为什么透析者生存期还是比不上某些发达国家呢？我们非常希望我国的透析者也能顺利回归社会，回归家庭。除了迫切需要缩短我国各级医院医疗水平同质性的差异以外，透析者的健康教育欠缺也是一个重要因素。促使笔者组织大家编写这本书的人是一位德国的透析者——瑞克先生，他到北京出差时在中日友好医院透析了两次，我在接待他进行血液透析治疗的过程中，通过交流知道了他经历了三十余年的血液透析—肾移植—再血液透析，居然没有停止过工作，甚至是全球各地飞行出差（他是一位电机工程师），生活质量并不亚于健康人。其实我们透析室经常有来自日本、美国等的透析者在商务期间临时透析，这些国家的透析设备和国内没有太大差异，但其生活质量相对较高，窍门就是生活严格自律，尤其是饮食自律。瑞克先生很清楚哪些是高钾高钠高磷食物，这些食物他会一概拒之门外，他还提到他们有专门的饮食指导图书，我突然想到我们经常给甲旁亢手术后患者指导饮食，需要从低磷食物转变为高钙高磷食物，但患者常常不理解，执行力度不够，那我们何不编写一本适合中国透析者的有关饮食管理教育的图书呢？

本书主要内容围绕透析者生活指导展开，从慢性肾脏病治疗为什么需要饮食配合，药物或透析治疗的饮食配合应该怎么做，到具体的食谱，需要如何配合运动康复治疗等。本书有别于其他医学科普图书的是，除了我们精心挑选的适合国人口味的丰富多彩的各种饮食以外，还增加了具有成功管理经验的医护人员温馨小贴士和患者自我管理经验，此外还有血压、化验指标等管理表格可供读者实践。在此，我们也非常感谢北京肾友公益社团的多位肾友积极奉献"独门绝技"，相信即使是一位刚刚进入透析的新肾友，也会在仔细阅读本书后很快掌握透析者的自我生活管理、饮食管理的窍门，顺利融入你的"肾"利人生。

在本书的编写过程中，我们得到了我在日本学习期间的导师、著名的日本肾脏病科普图书作者富野康日己教授的指导和鼓励；北京市朝阳区卫计委党委书记师伟积极鼓励专家教授去基层社区，让科学的健康理念接上地气，为更广大百姓服务；北京人民广播电台健康节目主持人安杨老师对图书内容给予了热情建议；我所工作的单位中日友好医院肾内科主任李文歌教授也给予了大力的支持，苏默和何雯雯护士长等同事也积极参与了图书编写；姚颖和石劢二位营养师对本书的营养内容进行了认真把关，所有参与编写的医生都是利用自己的业余时间辛勤劳动，王晶和吕程医生对文稿的整理、图片的拍摄付出了大量的劳动。我还要感谢我的家人对我工作的一贯支持，我的儿媳王世莹帮我找到了大量的国外透析患者饮食参考图书。在此向所有帮助我们完成本书编写的朋友们、亲人们一并致谢！

在作者、编者和出版社的共同努力下，《透析饮食宝典》终于和大家见面了，我衷心地希望这本书能成为广大医护人员和慢性肾脏病患者、透析者的良师益友，能给大家的工作、学习和生活带来帮助，并诚挚地期待着广大读者对书中的不足给予批评和指正。

张　凌

2018年12月20日

于中日友好医院

目 录

Contents

第一章

哪些人需要透析治疗

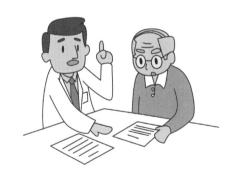

第一节 认识肾脏

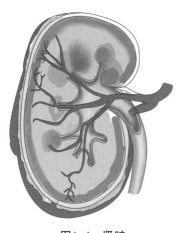

图1-1 肾脏

人体肾脏位于后背部，在腰部略上方，左右各有一个，外形很像蚕豆，外侧呈弓状弧形，内侧凹陷进去（图1-1）。肾脏长约12cm，宽约6cm，厚约3cm，重量因人而异，120～150g。

在显微镜下看，肾脏是由约100万个以上的肾单位组成，肾单位是肾脏的结构和功能单位。肾单位包括肾小球和肾小管。肾小球主要有滤过功能，滤过率平均值为125ml/min，即24小时的滤过液约为180L。肾小管主要有重吸收功能，可将滤液中大部分水、电解质、葡萄糖及其他小分子物质重新吸收入血液，所以人体每天排出的尿量仅为滤过液的1%，约2L。

肾脏是人体的重要器官。它的基本功能是生成尿液，排泄体内代谢废物，维持机体钠、钾、钙、磷等电解质的稳定及酸碱平衡。同时，肾脏还具有内分泌功能，生成肾素（调节血压）、促红细胞生成素（改善贫血）、活性维生素D_3（强健骨骼）等。肾脏的这些功能，保证了机体内环境的稳定，使人体新陈代谢得以正常进行。

但是肾脏是很脆弱的器官，很容易因为炎症、缺血、免疫反应、高血压、高血糖、药物等受到伤害，但是即使当肾功能降低至正常状态的一半时，肾脏依然能发挥功能，且症状不明显。但是为了身体新陈代谢所需，这些残存的肾单位会加倍工作，导致肾功能的持续恶化，水肿、少尿、代谢毒素堆积，症状逐渐显现。

我们的身体主要由固体（骨骼、牙齿、器官纤维等）和液体两部分组成。液体，即水和溶解在水中的电解质等物质，约占人体体重的60%，分为细胞内液和细胞外液（图1-2）。细胞外液包括血液和细胞间液，细胞间液指的是细胞与组织之间的液体，水肿就是细胞间液增加所致，如水肿严重

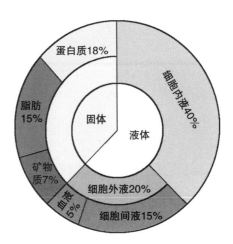

图1-2 机体成分组成图

时液体会从细胞间液进入血液，导致血容量增加，左心负荷加重，最后导致急性左心衰竭。不管是血液透析还是腹膜透析，交换的都是血液里的除细胞以外的液体成分，体内的液体成分也是一个不断交换的过程，液体（水和电解质等溶解物）会从细胞内液进入细胞间液再进入血液（也称三室模型），再通过透析排除多余的水分和毒素等以及补充适当的电解质等。

（汤 力）

第二节 慢性肾脏病

一、慢性肾脏病的病因

肾脏病包括急性肾脏病和慢性肾脏病，本书主要介绍慢性肾脏病（chronic kidney disease，CKD），多种原因可引起慢性肾脏病，包括由急性肾衰竭发展为慢性肾衰竭，其他主要原因还有以下几种。

1. 原发性肾小球肾炎 是一种可能由遗传、感染、免疫、代谢、肿瘤等因素引起的肾脏疾病，包括急性肾小球肾炎、慢性肾小球肾炎、隐匿性肾小球肾炎、原发性肾病综合征及IgA肾病等。主要表现为蛋白尿、血尿和高血压，一般视病情轻重可能经过数月甚至数十年最终发展为慢性肾衰竭。

2. 继发性肾脏病 是由某些全身性疾病侵犯肾脏导致的肾脏病，包括糖尿病肾病、狼疮肾炎、紫癜性肾炎、抗中性粒细胞胞质抗体（antineutrophil cytoplasmic antibody，ANCA）相关性小血管炎肾损害等。

（1）糖尿病肾病：1型或2型糖尿病若长期未能得到很好控制，则可引起肾脏并发症，导致肾小球高灌注、高滤过，最终硬化萎缩。临床上主要表现为蛋白尿、水肿、高血压、肾衰竭。随着我国经济的发展，生活方式病逐渐增多，目前在发达国家和我国经济发达地区的透析者中有1/3是因为糖尿病引起的肾衰竭，而良好的血糖和血压控制可以延缓肾衰竭的发生。

（2）狼疮性肾炎：系统性红斑狼疮（systemic lypus erythematosus，SLE）是一种自身免疫性疾病，常累及全身多器官系统，几乎100%侵犯肾脏，表现为蛋白尿、血尿、管型尿、水肿、高血压、肾衰竭。

（3）紫癜性肾炎：过敏性紫癜是人体对某种物质过敏引起的血管炎疾病，约1/3患者会出现肾损害，临床表现为血尿、蛋白尿、水肿、高血压、肾功能损害。

3. 肾小管间质肾炎 是一组病变主要在肾间质及肾小管的疾病，多因毒物、药物或感染所致。在东南亚地区，尤其是我国台湾地区发病率较高，即我们通常说的慢性肾盂肾炎、止痛剂肾病、中草药肾病。

马兜铃酸肾病是我国较多见的一种中草药肾病，指患者在较长时期内、间断小剂量服用含有马兜铃酸成分的中草药，如关木通、广防己、青木香、天仙藤、朱砂莲、寻骨风、汉中防己等而引起的慢性肾小管-间质损害。龙胆泻肝丸、冠心苏合丸、妇科分清丸等中均含有马兜铃酸，目前已禁止这类成药销售。病程多进展隐袭，病变进展到一定程度才出现临床症状，同时还容易合并贫血、泌尿系恶性肿瘤。

4. 肾脏血管疾病

（1）高血压肾硬化症：长期高血压会导致肾小动脉硬化、管腔变窄，使肾组织缺血出现缺血性肾实质损害。最初表现为夜尿增多，随着病情进展，可出现蛋白尿、肾功能异常等。

（2）缺血性肾脏病：是指动脉粥样硬化等因素导致肾动脉主干和分支重度狭窄（超过60%～70%管腔阻塞），导致肾组织缺血、缺氧，肾功能进行性下降的慢性肾脏病。

5. 囊肿性肾脏病

先天性多囊肾：是一种先天性、遗传性肾脏病，临床上主要为双侧肾脏存在多发性液性囊肿，导致肾脏结构和功能异常，可以合并难以控制的高血压，大部分患者有家族史，通常到四五十岁以后才会引起肾衰竭。但需注意常常合并多发性肝囊肿和颅内动脉瘤。

6. 其他 还有先天性尿路畸形、泌尿系结石导致的梗阻性肾病，高尿酸血症导致的痛风肾病，肾癌肾切除导致的肾功能不全等。

二、慢性肾脏病的症状及辅助检查

1. 自觉症状 应该注意的是多数患者早期无症状或无典型症状，部分人会出现腰酸背痛，晨起水肿（手、眼睑、脚背、小腿），排尿次数增加或减少、泡沫尿、尿色变化、夜尿增多，无原因的疲倦（反复感冒），食欲减退、恶心、呕吐，高血压等。

2. 尿液检查异常 ①蛋白尿，是最常见、最重要的肾脏病诊断依据，是指尿液中有过量蛋白质出现，大部分是由于肾脏的疾病导致，包括急慢性肾小球肾炎、肾盂肾炎、糖尿病肾病等，也可以合并血尿。由于患者通常不会有症状，常常会延误就医，从而造成无法弥补的遗憾，所以健康人也需要定期进行尿液检查，但一些特殊情况下也会出现蛋白尿，如精神紧张、剧烈运动、妊娠等。②血尿，不一定是肾脏病证据，其是指尿中有红细胞，表示泌尿系统可能有炎症或者出血，应进行进一步检查。③白细胞尿，发生泌尿生殖系统炎症、结核或肿瘤时尿液检查有可能会出现白细胞，需行进一步检查。

3. 血液检查 血清肌酐、尿素氮、尿酸，均为机体的代谢产物，当肾小球功能明显受损时，它们的滤过会减少，并在体内潴留，因此能在一定程度上反映肾小球滤过功能。其他还有血常规、酸碱指标及电解质、甲状旁腺激素等相关检查（表1-1、图1-3）。一些化验单包括很多项目，箭头繁多，但只要抓住以下主要指标就好。

表1-1 慢性肾脏病主要检验值对照表（以中日友好医院检验科正常值为例）

	项目	英文缩写	参考范围	意义
血液检查	估算肾小球滤过率	eGFR	≥90ml/（min·1.73m²）	慢性肾脏病分期指标，反映肾小球滤过功能
	血肌酐（酶法）	Scr	35～106μmol/L	人体肌肉的代谢产物，肾功能减退，排泄减少，数值会上升
	尿素	Urea	2.78～7.85μmol/L	人体蛋白质的代谢终产物，肾功能减退，排泄减少，数值会上升
	尿酸	UA	150～420μmol/L	人体嘌呤的代谢终产物，肾功能减退时，数值会上升；如肌酐正常，该数值偏高，是诊断高尿酸血症或痛风的证据
	钾	K	3.5～5.5mmol/L	继发高血压或肾小管功能异常时数值会偏低，急慢性肾衰竭时数值会偏高
	无机磷	P	0.81～1.78mmol/L	慢性肾衰竭时，排泄减少，数值会上升。营养不良、维生素D缺乏时会偏低
	总钙	Ca	2.00～2.75mmol/L	低血钙或高血钙诊断指标。甲状旁腺功能亢进时血钙增高，甲状旁腺功能减退、甲状旁腺功能亢进术后早期时常会出现低血钙

续表

项目		英文缩写	参考范围	意义
血液检查	全片段甲状旁腺激素	iPTH	12～88pg/ml	甲状旁腺功能的诊断指标
	白细胞	WBC	（4～10）×10^{-9}/L	细菌性感染或血液疾病诊断指标
	血红蛋白	HGB	130～175g/L	贫血诊断、治疗的监测指标
	血清铁蛋白	SF	男15～200ng/ml 女12～150ng/ml	代表铁贮存状态，是贫血治疗铁缺乏的检测指标；增高也见于急性炎症、恶性病变等
	转铁蛋白饱和度	TSAT	20%～55%	代表铁利用状态，是贫血治疗铁缺乏的检测指标；也受炎症、肿瘤状态干扰
	血清白蛋白	SAlb	35～55g/L	营养不良、大量蛋白尿、肾病综合征时可见降低
	总胆固醇	CHO	<5.2mmol/L	高胆固醇血症诊断和治疗监测指标；肾病综合征时会增高
	甘油三酯	TG	<1.7mmol/L	高脂血症诊断指标，肾病综合征、尿毒症时会增高
	空腹血糖	GLU	3.61～6.11mmol/L	糖尿病诊断、检测的指标，胰岛素缺乏时会升高，低血糖时会降低
	血β2微球蛋白	β2-MG	1～3mg/L	反映近端肾小管功能，急性肾小管坏死和急性间质性肾炎、慢性肾衰竭时可升高，也是大分子毒素的代表

续表

	项目	英文缩写	参考范围	意义
尿液检查	尿微量白蛋白	mALB	<30mg/L	有助于发现早期糖尿病肾病及高血压引起的肾损害
	24小时尿蛋白	24-UTP	<0.16g/24h	是全天尿液中排泄的所有蛋白质的总量，不会受喝水和尿量的影响，用于肾病综合征的诊断和疗效监测
	尿蛋白肌酐比	ACR	<3.17mg/mmol	意义类似24小时蛋白尿，更快速、方便，也是判断肾损害的早期指标，多用于糖尿病肾病的诊断

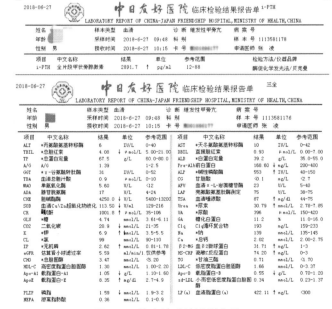

图1-3 临床检验结果报告单

4．**辅助检查**　肾脏超声、CT检查，是肾脏的无创性影像学检查方法，对于肾脏大小、肾肿瘤、肾囊肿等均有指导意义。核素肾小球滤过率测定，是更精准地测量双侧肾功能的检查方法，常用某些放射性核素标记物进行肾小球滤过率检测，这种检测接触的放射线剂量很小，对身体无害，但为了保护胎儿及新生儿，妊娠期及哺乳期妇女仍应禁做。

5．**其他检查**　一些并发症检查，如骨病检查、心功能检查等。

三、慢性肾脏病分期和治疗计划

慢性肾脏病分期和治疗计划见表1-2。

表1-2　慢性肾脏病分期和治疗计划

慢性肾脏病		肾小球滤过率（GFR）[ml/（min·1.73m²）]	肾脏功能	治疗计划
1期		≥90	肾脏功能仍有正常人的60%以上，且出现血尿、蛋白尿或水肿、高血压等症状	维持肾脏功能：①健康饮食和规律运动；②积极控制血糖和血压，治疗原发病；③定期进行肾脏检查
2期		60～89		
3期	3a	45～59	肾脏功能有正常人的15%～59%，会有水肿、高血压、贫血和倦怠等症状	减缓进入终末期肾衰竭：①自我心理调节，积极配合医生治疗；②养成健康的生活习惯；③预防酸中毒、肾性骨病：限制高磷食物；④改善水肿：避免摄入过多水分和盐分；⑤低蛋白饮食；⑥服用延缓肾功能进展的药物
	3b	30～44		
4期		15～29		

续表

慢性肾脏病	肾小球滤过率（GFR）[ml/（min·1.73m^2）]	肾脏功能	治疗计划
5期	<15	肾脏功能为正常人的15%以下，无法排除体内的代谢废物和水分	准备进入透析阶段：①治疗贫血；②预防高钾血症；③减少心肺积水；④透析前准备

（王 晶 张 凌）

第三节 肾脏替代治疗

一、透析开始的时机

慢性肾脏病4期［肾小球滤过率<30ml/（min·1.73m^2）］的患者及家属应定期接受延缓肾衰竭和肾替代治疗（包括肾移植、血液透析和腹膜透析）的教育培训，并为患者提前建立相应的透析通路。

何时开始透析？可根据下列评分，从临床症状、肾功能、日常生活障碍三方面综合评定：下列临床症状项目中，符合3项及以上为30分，符合2项为20分，符合1项为10分。

1. 临床症状（表1-3）

表1-3 肾衰竭临床症状

体液潴留	全身水肿，严重的低蛋白血症，肺水肿
体液异常	无法控制的电解质、酸碱平衡异常
消化系统症状	恶心、呕吐、食欲缺乏、腹泻

续表

循环系统症状	严重的高血压、心力衰竭、心包炎
神经症状	中枢或末梢神经障碍、精神障碍
血液异常	血液成分异常
视力异常	视物不清

2. 肾功能（表1-4）

表1-4 肾功能评分

血清肌酐（mg/dl）	血清肌酐清除率（ml/min）	分数（分）
>8	<10	30
5～8	10～20	20
3～5	20～30	10

3. 日常生活障碍（表1-5）

表1-5 生活障碍评分

由于尿毒症，无法下床	30分
日常生活受到严重限制	20分
工作、学习、做家务有困难	10分

注：①以上3条标准出自日本厚生省订定的《长期透析标准》；②血肌酐单位换算：1mg/dl=88.4μmol/L。临床症状+肾功能+日常生活障碍，三者合计超过60分，就应该接受透析治疗。

二、血液透析

当患者发生急性或慢性肾衰竭时，体内会蓄积大量代谢废物，即尿毒症毒素（主要代表毒素有肌酐、尿素氮和尿酸），发生水、电解质及酸碱平衡紊乱，出现一系列临床症状甚至危及生命，在这种情况下，就需要进行血液或腹膜透析治疗。血液透析

（hemodialysis，HD）是借助一种血液透析设备（俗称"人工肾"）于体外替代人体肾脏工作，排除体内毒素和过多的水分，矫正水、电解质和酸碱平衡紊乱，缓解临床症状，挽救生命。

1. **血液透析的原理**　血液透析时需要一种特制的管路，将患者血液从动脉（或静脉）引出体外，流经透析器进行净化，已净化的血液再通过管路返回患者体内（图1-4）。透析器含有上万根半透膜构成的空心纤维毛细管，血液流经毛细管内，透析液管外流动，两者在半透膜两侧呈反向流动。根据半透膜原理，通过弥散、对流、吸附清除毒素，通过超滤、渗透清除体内过多水分，补充身体需要的溶质，纠正水、电解质和酸碱平衡紊乱，使透析者机体内环境接近正常，从而达到治疗的目的。

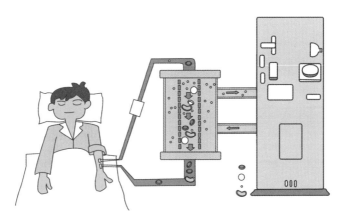

图1-4　血液透析原理图

2. **血液透析需要的血管通路**　进行血液透析必须要有一个血液通路与透析器相连。每次透析前进行血管穿刺，动脉侧穿刺引出体内血液，静脉侧穿刺将净化后血液送回体内。在4小时治疗过程中血液需要在体外连续流动，如果不能顺利建立血管通路也就无法进行血液透析，所以说，血管通路就是血液透析者的"生命线"。常用的血管通路有下列三种。

（1）动静脉内瘘（arteriovenous fistula，AVF）：也称内瘘，是目前首选的血管通路方式，它具有使用方便、更为持久，而且不易出现凝血或感染的优势。AVF是通过手术将一条动脉与一条静脉相连接，常建造于非优势侧前臂，由于内瘘要在术后1～3个月才能成熟并适合穿刺使用，所以，造瘘手术应该提前进行。手术前1个月该侧前臂最好不要进行穿刺输液等治疗操作，造瘘手术后要禁止在内瘘侧前臂打针、抽血、测血压、压迫和用力。患者自己应该经常检查内瘘是否通畅，如发现有堵塞迹象应及时找医生处理。平时也要注意保持内瘘侧手臂清洁，避免细菌感染，若有血管杂音消失、感染迹象（局部红、肿、热、痛），需要赶快向医护人员报告。

（2）移植物内瘘（arteriovenous graft，AVG）：多用于糖尿病、肥胖、多次内瘘术失败及各种外周血管条件差的患者，建议在已经不能建立自体动静脉内瘘时，再选择动-静脉移植血管搭桥来建立透析用的血管通路，即利用自体血管（常用大隐静脉）、异体血管或人造血管移植搭桥来建立内瘘。血管移植术后肢体常出现明显肿胀，应适当抬高上肢以促进血液回流，并活动手指帮助建立侧支循环，消除水肿。移植血管堵塞的发生率高于自体动静脉内瘘，应高度警惕。

（3）中心静脉留置导管（central venous catheter，CVC）：将一条Y形高分子材料导管置入颈部或腹股沟的深静脉中。主要分为无隧道无涤纶套导管（临时中心静脉导管）及带隧道带涤纶套导管（带Cuff的半永久中心静脉导管）。因前者原则上使用不得超过4周，所以对于动静脉内瘘处于未成熟期或不能建立动静脉内瘘者、肾移植过渡期、低血压而不能维持动静脉内瘘流量及部分生命期有限的尿毒症患者，可建立带Cuff的半永久中心静脉导管。但也会有导管感染、血栓形成等风险，需要警惕。

3. 接受血透治疗的感觉　通常患者需要每周2～3次，每次4小时的血液透析治疗，治疗场所可以是医院或家中。患者除了血液透析穿刺瘘管的针刺疼痛以外，多数在整个治疗过程是无症状的，可以看报纸、听音乐、睡觉、适当锻炼等，是否出现症状很大程度上取决于需要清除的液体量，如果在4小时内需要清除的液体量过大，患者可能会出现不适应反应，表现为痉挛、头疼、头晕、恶心、气短、血压下降等问题。这也是为什么透析者一定要较正常人更严格地限制盐和水摄入的道理。

三、腹膜透析

腹膜透析（peritoneal dialysis，PD）是利用患者自身腹膜作为半渗透膜，利用重力作用将配制好的透析液经导管灌入患者的腹膜腔，这样，在腹膜两侧会存在溶质的浓度梯度差，高浓度一侧的溶质会向低浓度一侧移动（弥散作用）；水分则从低渗一侧向高渗一侧移动（渗透作用）。通过不断更换腹腔透析液，以达到清除体内代谢产物、毒性物质及纠正水、电解质平衡紊乱的目的。

1. 腹膜透析种类　腹膜透析包括持续非卧床腹膜透析（continuous ambulatory peritoneal dialysis，CAPD）和自动腹膜透析（automated peritoneal dialysis，APD）两种。CAPD是目前最常用的腹膜透析方式，可以在任何清洁环境中手动操作完成，所需物品也非常简便（如腹膜透析液袋、与腹膜透析液连接的导管等）。将腹膜透析液灌入腹腔内停留4~6小时，体内毒素及水分就能从血液循环向腹膜透析液转移，然后将交换后的腹膜透析液从腹腔引出。APD是指各种需要借助腹膜透析机进行的透析液交换。通过预先设置，机器可自动往腹腔内灌注透析液，再将其逐渐引流出体外，无须手动更换透析液，可在夜间进行治疗，适合日间需要工作或比较繁忙没有足够时间进行腹膜透析的患者。

APD和CAPD相比，更容易操作，夜间睡眠时自动进行，白天可以正常活动，但需要专用设备，费用较高，属于自费项目，临床不易推广；CAPD虽然需要人工更换透析液，操作比较频繁，需要每日更换3~4次腹膜透析液，但费用能为大多数人所接受。因此，临床上90%以上的患者会选择CAPD。

2. 腹膜透析的优势 ①腹膜透析操作简单易学，常能由患者或家属在家中自己操作。如此便可免去患者每周往返医院的不便，并减少在医院发生交叉感染的风险，更适合偏远地区居住的患者。②治疗效果相对缓和，可以使血液中的"废弃物"持续性清除，对血压、心脏的影响小，严重心脑血管疾病患者及老年人可首选腹膜透析。③腹膜透析能较好地保留残存肾功能，患者尿量更易于保持，有残存肾功能就能减少患者透析剂量，有利于饮食管理，保证较好的生活质量。④与血液透析相比不需要建立血管通路，不需要长期应用抗凝剂，节约医务人员劳动，节约医疗费用。

3. 腹膜透析的缺点 ①由于腹膜本身是生物膜，其有限的使用寿命决定了腹膜透析能持续的年限远远低于血液透析。②腹膜透析容易发生腹膜炎，通常是患者在腹膜透析治疗过程中由于接触污染、胃肠道炎症、导管相关感染及医源性操作等原因导致病原侵入腹腔引起的腹腔内急性感染性炎症。③由于透析液是利用高浓度葡萄糖渗透脱水，所以在透析时会吸收部分葡萄糖，造成血糖升高，还可能使患者的体重增加、血脂升高。

4. 腹膜透析禁忌证 ①慢性持续性或反复发作性腹腔感染，或肿瘤广泛腹膜转移导致患者腹膜广泛纤维化、粘连；②严重的皮肤病、腹壁广泛感染或腹部大面积烧伤无合适部位置入腹膜透析导管；③外科难以修复的疝、脐突出、腹裂、膀胱外翻等难以纠正的机械性问题；④严重腹膜缺损；⑤患者精神障碍又无合适助手。

四、肾移植

肾移植是终末期肾脏疾病的另一种有效治疗手段。原则上各种肾脏疾病进展至终末期阶段，经一般治疗无效，或各种原因导致的不可逆肾衰竭均可行肾移植，但实际临床上应参考患者年龄、原发病种、机体状态和供肾因素等多方面具体情况而定。

肾移植通常都是同种异体肾移植。需要通过手术来完成，将供肾植入肾衰竭患者体内，通常移植在髂窝部位。并不是只要有肾源就能做肾移植手术，供肾者的血型（ABO血型）和组织类型都要与接受者相匹配。否则，患者的身体会排斥新肾。但值得指出的是，即使配型很好，排异现象也是有可能发生的，所以需要终身服用抗排异药物。进行肾移植后，大部分肾友的生活质量会大大提高，但排异反应、经济压力等各种因素又会影响移植效果。

肾源主要分为亲属活体肾、非直系血缘亲属活体肾（配偶、姻亲或朋友）、死亡供体肾三种来源。

肾移植的优点：①不需要定期透析，可有效改善身体健康状况；②饮食的限制少；③有更好的生活品质，存活率较好。

肾移植的缺点：①必须终身服用抗排异药物；②抗排异药物的副作用较多，主要为免疫系统功能低下，容易感染，建议少去人多的公共场所，或经常佩戴口罩；③移植肾可能发生排异反应，所以日常生活和饮食仍需注意，需要定期监测；④肾移植者因为免疫抑制，较常人患肿瘤概率增高。

肾移植后因排异反应等原因，移植肾有可能失去功能，患者可能需再次进入透析状态，多数进入规律血液透析，但也可以做二次肾移植甚至三次肾移植。

（汤　力　何雯雯）

第二章

透析者的饮食管理
很重要吗

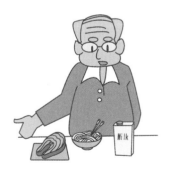

慢性肾脏病和糖尿病、痛风等其他慢性疾病一样，需要在生活方式上更加严格自律，培养良好的生活习惯，怎么动，怎么吃，吃什么，都是非常重要的。肾脏病患者由于疾病本身的因素，饮食受到了更多的限制。一日三餐是每个人每天营养摄入的关键环节，对于透析者来说营养不良或者营养过度均不利于其远期预后。因此，如何既在广大的食物种类和数量中获得需要的营养，又兼顾美味的体验，科学、健康的膳食营养计划尤为重要。

良好的营养评估和饮食管理对于延长透析者的生存时间，提高透析者的生活质量，减少透析者的并发症均具有重要意义。透析者在开始透析治疗后，其生活方式需要改变，如饮食的调整，水、盐的控制和恰当运动等。提高透析者的自我管理能力对于改善患者的营养状态，减少并发症，提高其远期预后具有重要作用。

那么，透析者的饮食管理主要需要注意哪些方面呢？

第一节　透析者的营养评估

透析者或多或少都存在营养不良或营养过度的问题，那么如何评估营养状况呢？主要有下列方法：

一、膳食调查

使用询问和（或）调查表的方式，调查患者近期内连续的饮食情况，计算出患者每日摄入蛋白质、热量及其他营养物质的含量。饮食调查可提供患者营养物质摄入的信息，了解患者饮食是否规范，有助于识别发生营养不良的高危患者。一般应每6个月进行1次连续3天的饮食回顾记录，饮食回顾应包括透析日和非透析日的饮食情况。膳食调查应该在病情稳定的时期进行，因为有急性并发症时患者的饮食情况会有所改变，此时的饮食不具有代表性，不能正确反映患者日常的饮食状况（详见第七章）。

二、人体测量

1. 体重指数（body mass index，BMI） 体重指数=体重（kg）/身高^2（m^2）。

正常范围为18.5～24.9kg/m^2，低于正常值提示不同程度营养不良。消瘦＜18.5kg/m^2；超重为25～29.9kg/m^2；肥胖≥30kg/m^2。

例如：患者A，男，40岁，身高180cm，体重90kg，计算得出BMI=90（kg）/1.8^2（m^2）=27.7kg/m^2，属于超重。

2. 皮褶厚度 皮下脂肪含量约占全身脂肪总量的50%，通过皮下脂肪含量的测定可推算体脂总量，并间接反映热能的变化。不同部位的皮下脂肪厚度随体重的不同，成比例地变化。常用的测量部位如下所述。

（1）肱三头肌皮褶厚度（triceps skinfold，TSF）：其测量方法为被测者上肢自然下垂，测量者立于被测者后方，在上臂背侧中点即肩峰至尺骨鹰嘴处的中点约2cm处，以左手拇指将皮肤连同皮下组织拈起，然后测量拇指下1cm左右处皮褶厚度，皮褶厚度计与上臂垂直。血液透析者由于内瘘侧肢体常存在组织肿胀，则会影响皮褶厚度的测量结果，因此，血液透析者应测量无内瘘侧的肢体，且以透析后达到干体重时测量为准确。肱三头肌皮褶厚度正常参考值为男性8.3mm，女性15.3mm。实测值相当于正常值的90%以上为正常，介于80%~90%为轻度亏损，介于60%~80%为中度亏损，小于60%为重度亏损。

（2）腰围（waist circumference，WC）：是目前公认的衡量脂肪在腹部蓄积（即向心性肥胖）程度最简单、实用的指标。测量方法：空腹，着内衣裤，身体直立，腹部放松，双足分开30~40cm，沿腋中线触摸最低肋骨下缘和髂嵴，将皮尺固定于最低肋下缘与髂嵴连线中点的水平位置，在被测者呼气时读数。男性腰围≥85cm，女性腰围≥80cm者，患高血压的风险是腰围低于界值者的3.5倍，患糖尿病的危险约为腰围低于界限值者的2.5倍。

3. 上臂肌围（mid-arm circumference，AMC）的测定 可间接反映体内蛋白质储备水平，与血清白蛋白水平相关，可以作为判断营养状况好转或恶化的标志。其值可通过测量上臂围（AC）和TSF利用公式求得。AC测量方法：上肢自然下垂，在上臂中点处用软尺测其周长。

AMC（cm）=AC（cm）－3.14×TSF（cm）

上臂肌围的正常参考值：男性24.8cm，女性21.0cm。实测值在正常值90%以上为正常；占80%~90%为轻度肌蛋白消耗；占60%~80%为中度肌蛋白消耗，<60%为重度肌蛋白消耗。

4. 生物电阻抗（bioelectrical impedanc，BEI） 是用于评价人体成分的一种非介入性、比较精确的方法。根据测量脂肪组织之间的导电性差异评价营养状况。其检查方法是将电极放置在血液透析者无内瘘侧的腕部和踝部，在两电极间通过低频电流测出电阻抗值，所观察的电阻抗值与总体水含量成反比。这种方法可以测定患者无脂肪机体质量、脂肪含量及总体水的含量。

三、生化指标

总蛋白、白蛋白、前白蛋白、转铁蛋白、血红蛋白、尿素、肌酐、脂类、氨基酸等均可不同程度反映人体营养状态。

血清白蛋白是临床上有效反映透析者营养状态的最常用指标，<40g/L是营养不良的指标。血清前白蛋白（PA）<30mg/dl提示营养不良早期。转铁蛋白<200mg/dl也是营养不良指标。胰岛素样生长因子1（IGF-1）<300μg/L，提示营养不良；<200μg/L提示重度营养不良。血清胆固醇<3.9mmol/L提示蛋白质摄入不足，长期低胆固醇血症与慢性蛋白质-能量缺乏有关。

四、主观全面评定

主观全面评定（subjective global assessment，SGA）通常以一个专业问卷完成，以详细的病史回顾与临床检查为基础，省略身体测量和生化检查（表2-1）。其理论基础是身体组成改变与进食改变、消化吸收功能的改变，肌肉的消耗，身体功能及活动能力的改变相关联。包括了主观及客观对营养状况的评价。对长期透析者而言是临床上确实有效地评估蛋白质-能量营养状态的方法。

表2-1　主观全面评定量表

指标	A级	B级	C级
近期（2周）体重变化	无/升高	减少<5%	减少>5%
饮食改变	无	减少	不进食/低热量流食
胃肠道症状（持续2周）	无/食欲缺乏	轻微恶心、呕吐	严重恶心、呕吐
活动能力改变	无/减退	能下床走动	卧床
应激反应	无/低度	中度	高度

续表

指标	A级	B级	C级
肌肉消耗	无	轻度	重度
肱三头肌皮褶厚度	正常	轻度减少	重度减少
踝部水肿	无	轻度	重度

注：在C级指标中满足5项及以上者为重度营养不良，在B级里满足5项及以上者为中度营养不良。

（王 晶 苏 默）

第二节 透析者营养不良的原因及对策

营养不良在透析者中相当常见，是影响患者长期存活和生活质量的重要因素之一，透析者营养不良与死亡风险密切相关。及早诊断及治疗透析者的营养不良对改善患者生活质量和远期预后有着重要的意义。

一、造成营养不良的原因

透析者营养不良是多种因素相互作用的结果（图2-1）。

透析者的蛋白质和能量缺乏常常同时存在，但有时仅以其中之一为主，这就导致临床类型多样化、复杂化，构成了营养不良综合征，如糖、蛋白质、脂类、钙磷代谢紊乱，出现高血糖和低血糖、低蛋白血症、高脂血症、低钙、高磷血症及骨营养不良等，最终患者出现消瘦、无力、肌肉容量减少、低血压、易跌倒、易感染等。因此我们往往不能用一种或两种方法来判断透析者的营养状况，必须运用各种方法，综合分析评价，才能充分认识透析者的营养状态。

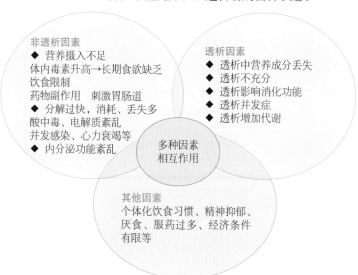

图2-1　透析者营养不良的原因

二、营养不良的干预对策

具体可参见图2-2。主要干预对策：①充分透析；②纠正代谢性酸中毒；③改善炎症状态；④营养指导；⑤增加营养物质补充；⑥适当应用胃肠动力药；⑦左旋肉碱的应用等。

全面评估患者的营养状况，对于已充分透析，纠正代谢性酸中毒，改善炎症状态后，仍不能依靠饮食来满足蛋白质及能量需求患者，需要接受营养支持治疗，包括口服营养补充制剂或鼻饲、胃肠外营养支持。

另外透析者体内游离左旋肉碱减少，左旋肉碱是人体内的一种维生素，可以通过帮助长链脂肪酸代谢，为机体运动提供更多的能量。人体内左旋肉碱的来源为食物摄入和肝肾合成，其中食物是主要的来源。在日常的食物中，牛、羊肉中的左旋肉碱含量是最高的。左旋肉碱缺乏会导致透析者营养不良、疲劳乏力，严重时可导致心血管事件甚至死亡。

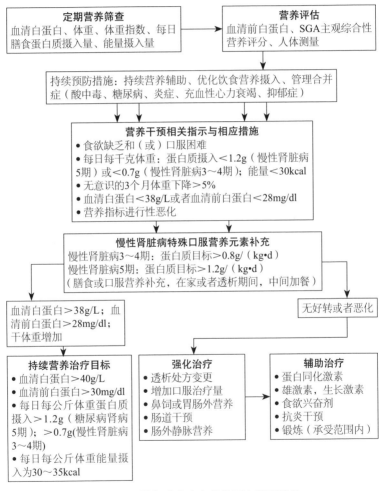

图2-2　慢性肾脏病患者营养不良管理措施

（熊　敏）

第三节 透析者营养过度的原因及对策

体重超重（BMI在25～29.9kg/m²）和肥胖（BMI≥30kg/m²）是糖尿病、心血管疾病及慢性肾脏病的危险因素。慢性肾脏病患者营养过度导致的肥胖不仅会加重蛋白尿及肾脏病的进展，还会给血糖、血压的控制增加难度。

虽然多大程度上的减肥会有最大的获益仍然未知，但是减肥对于减少蛋白尿、降低血压和改善胰岛素的敏感性的好处是明确的。营养过度的治疗基石包括通过健康的饮食和增加科学的运动减轻体重。预防和治疗肥胖的非药物战略是糖尿病和非糖尿病肾脏病患者治疗方法的首要目标。其中饮食管理至关重要。成功的管理需要周密的计划、营养状况的定期评估和健康的膳食管理。

一、个性化检测

首先，应该给患者制定一个全面的、个性化的饮食计划，包括饮食与营养相关的实验室检查和人体测量评估调查。膳食评估采用标准化的方法，如三天饮食日记（详见第七章）、食物频率问卷等。记录重要的实验室参数包括血清白蛋白、肌酐、胆固醇、磷、钙和血脂（胆固醇和甘油三酯）。

二、能量摄入

在慢性肾脏病1～3期，能量摄入以支持平衡饮食、保持理想体重为宜，不建议特定的能量摄入量。在慢性肾脏病4～5期，能量摄取量建议为：60岁以下每天每千克体重35kcal，大于60岁为每天每千克体重30～35kcal（详见第三章第二节）。

三、脂肪的摄入和低热量饮食

减少脂肪摄入从而达到减少能量的摄入是切实可行的。在慢性肾脏病1～4期，建议总能量摄入的25%～35%来自脂肪，其中食材的脂肪和烹调用油的脂肪大致各占一半。脂肪中<10%来自饱和脂肪，推荐胆固醇日摄入量小于0.2g（表2-2）。

表2-2　慢性肾脏病肥胖者的食物选择

营养成分	慢性肾脏病肥胖患者应限制的食物	慢性肾脏病肥胖患者可选择的食物
钠	包装的和加工的食物，如面包、风味麦片、腊肉、奶酪和罐头食品	新鲜、未加工的食物
饱和脂肪	带皮的禽类、排骨、肥肉、加工的奶制品和含脂肪的日常食品，如黄油、猪油	鱼肉、瘦肉 无或低脂肪食物 不饱和油：如橄榄油、菜籽油和玉米油
碳水化合物	精炼的食品，如白糖、白面包、白米、加工的蜂蜜	水果 蔬菜和豆类 含膳食纤维较高的碳水化合物，如全麦面包和麦片、黑米、大豆
磷	日常脂肪食品 加工的肉类和奶酪 加工的麦片、坚果	无或低脂肪乳和乳类产品 麸麦片

续表

营养成分	慢性肾脏病肥胖患者 应限制的食物	慢性肾脏病肥胖患者 可选择的食物
蛋白质	动物食品，如肉类和日常脂肪食品	低蛋白面包或焙烤食品 鸡蛋白或低胆固醇鸡蛋替代品 无或低脂肪乳制品 豆类 禽类和鱼肉等低脂肪肉类
钾	水果，如杏、香瓜、柑橘、香蕉 块茎蔬菜，如土豆、黄豆、荞麦	早期慢性肾脏病：水果和蔬菜无明显限制 晚期慢性肾脏病：钾广泛分布于所有食物当中，注意进食低钾食物

四、减重手术

对于体重过重、透析不充分的透析者通常在饮食或药物减肥无效的情况下，会被建议做干预性的代谢手术治疗，即胃减容手术。患者的BMI指数是判断是否适合代谢手术的重要临床标准。2014年11月出版的《中国肥胖和2型糖尿病外科治疗指南》对患者的年龄、体重指数、胰岛功能及手术方式的选择都有严格要求：年龄16～65岁，BMI＞32.5 kg/m^{2}是积极胃减容手术的指征。要维持术后手术效果，降低长期并发症，还需要依靠患者长期的营养调配及内分泌科医师的长期随访。

（熊　敏　张　凌）

第三章

透析者的饮食管理

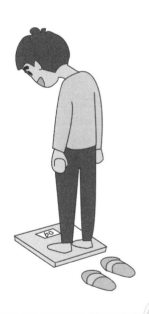

第一节 严格控制水分——量出为入

透析者的水平衡是指其液体摄入量与清除量保持平衡，液体超负荷可致心脏负担加重，发生左心衰竭，是透析者的主要死因之一；过度脱水或利尿会导致血容量不足，血压下降，组织器官灌注不足而缺血，也十分危险，因此，加强透析者水平衡的管理非常重要。那透析者该怎样喝水呢？

每日尿量多于1500ml的透析者，饮水量基本不限，只要透析间期体重增加不超过干体重（即既无水潴留也无脱水的体重状态）的5%即可。例如，干体重为50kg的透析者透析间期的体重增加应少于50kg×5%=2.5kg。透析者最好在家自备体重秤，每天自称体重。较简单计算方法，也可以按照允许每日体重增加1kg的方法控制。在炎热夏天或活动后出汗较多时，饮水量可以稍微增加，总之，应根据体重增减来决定饮水量（表3–1）（包括含液体多的水果和食物，如粥和汤饭等）。

表3–1 透析次数与水分摄入量的关系

透析次数（周）	全天的水分摄入量
3次	前一天尿量+500ml
2次	前一天尿量+300ml
1次（不推荐）	前一天尿量+100ml

进入透析一段时间后，透析者尿量可能会减少，最后出现无

尿（每日尿量少于100ml），这时一定要严格限制透析者的水摄入量。否则血液透析者在两次透析间期，体重会过度增加，迫使加大透析脱水量，血容量忽上忽下的波动，会加重心脏负担。因此，可根据透析者有无高血压、水肿，胸部X线正位片的心胸比=（T_1+T_2）/T（图3-1）、下腔静脉超声、生物电阻抗等方法帮助评估透析者干体重。一般来说，干体重是达到以下条件时的体重：心胸比<50%，没有水肿，血压稳定，透析结束时脚不抽筋，也没有乏力、声嘶，整个人感到非常舒适的状态。

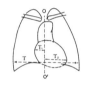

年 月 日

干体重　　　 kg
CTR　　　　 %

图3-1　血透患者的心胸比评估方法

其实我们每天吃进去的食物都是含有水分的，只是要知道不同食物水分的含量不同。每一位透析者应养成每日测量体重的习惯，也可以通过测定水分排出量，再估算入水量，即我们通常说的记录24小时出入量（包括大便、尿量、大致的排汗和透析除水量），只是这样比较烦琐。每周透析次数不一样，水的摄入量也是不一样的。但千万别忘了，透析者吃的食物中所含的水分也要计算进去。

下面教大家一个简单的计算饮食中含水量的方法（表3-2）。

表3-2　计算饮食中含水量的方法

食物	含水量
粥、豆腐、各种新鲜蔬菜和水果	90%
新鲜肉类、豆腐干、蛋类、鱼虾类	80%
米饭、红薯、土豆、藕、山药、芋头	70%

续表

食物	含水量
各种熟食（酱肉、火腿类、烤鸭、肉串、炸鸡）	50%
馒头、饼、火烧、油条、面条、面包、油饼	30%
粉丝、腐竹、各种干货（豆、菇、木耳、海带、肉松）	10%

控水小妙招：

1. 饮用水杯有刻度，这样能比较清楚自己喝了多少水；或者每天按照自己可以承受的量准备一瓶水，这样就能时刻看到自己还能喝多少水。

2. 养成小口饮水的习惯。

3. 饮食清淡，少吃含盐量高的食物，高盐饮食会让透析者觉得更口渴，避免食用咸肉、腌制品、火腿、罐头鱼、椒盐零食等。

4. 少吃含水量高的食物，如粥、面片汤。

5. 饮品中加入薄荷叶、柠檬片。

6. 控制血糖，高血糖会让透析者产生口渴感。

7. 口渴时可以吸冰块或者吃一块冰镇的水果，或者用冰水漱口再吐出来，十分口渴时再小口喝水。

8. 吃水果技巧

（1）水分多的水果：白天吃，运动量大的时候吃。

（2）水分少的水果：下午6点至晚上8点以前吃，肚子饿时吃，热量不足时吃。

（姚　颖）

第二节 补充足够能量——不可忽视

身体需要能量来进行日常活动、保持体温及维持机体代谢等，能量主要来源于食物，其中碳水化合物、蛋白质和脂肪这三大营养物质经体内氧化可释放能量，通常用千卡（kcal）表示，即我们日常所说的"卡路里"。

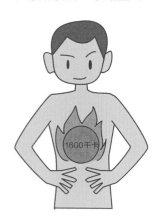

对于肾脏病患者饮食，常需要保证高能量，以利于我们的身体合理利用蛋白质，我们都知道摄入过多的蛋白质会加重肾脏负担，因此医生一般会叮嘱还未进行透析的肾脏病患者适当控制蛋白质的摄入量。但为了保证能量供应，可以适当增加脂肪和碳水化合物的摄入量，从而避免蛋白质过度分解代谢，充当能量。

进入透析阶段后，肾脏基本上不再工作，靠人工肾脏代替肾脏功能时就不再考虑高蛋白食物摄入加重肾脏负担，透析者的能量消耗与健康人相似。关于血液透析者的代谢平衡研究表明，每日每千克体重能量摄入为35kcal时可以达到氮平衡，足以维持血清白蛋白和人体相关测量参数正常。因此，推荐60岁以下透析者每日每千克体重的能量摄入为35kcal，60岁或以上透析者为30～35kcal，而蛋白质的摄入量也略多于透析前，接近健康人。例如：患者A，男，45岁，干体重为60kg，血液透析，推荐每日摄入的能量为35kcal×60kg=2100kcal。

能量主要由碳水化合物、脂肪和少量蛋白质提供。组成上，碳水化合物占50%，脂肪占25%～35%，其余由蛋白质提供。碳水化合物应以多糖为主，主要有淀粉、糊精和不能被人体消化吸收的部分膳食纤维等，需限制单糖及双糖的摄入，单糖包括葡萄糖、果糖和半乳糖，双糖包括蔗糖、乳糖、麦芽糖和海藻糖等。单糖和双糖的来源主要有蔗糖、糖果、甜食、甜味水果、含糖饮料、糕点和蜂蜜等，限制单糖、双糖摄入可以避免产生或加重高甘油三酯血症。胆固醇的每日摄入量应小于0.2g。多不饱和脂肪酸与饱和脂肪酸的比例应保持在1.5∶1.0左右，鼓励患者多食用植物油及适量天然黄油。

一、碳水化合物要适量

碳水化合物是人体主要的供能物质，供能占饮食总热量的50%。主要以淀粉和糖的形式出现，主要来源有米饭、馒头、谷物、水果和蔬菜。如果患有糖尿病，则需要更加关注碳水化合物的摄入量，主要需注意两个指标：血糖指数（glycemic index，GI）、血糖负荷（glycemic load，GL）。GI是反映进食后食物引起血糖升高程度的重要指标，GI＞70为高GI食物，进入胃肠后消化快、吸收率高，如葡萄糖释放快，血糖升得高；GI＜55为低GI食物。GL是指单位食物中可利用碳水化合物数量与血糖生成指数的乘积，能提供关于血糖反应及由食物消耗所引起的胰岛素需求的总体特征，GL＞20为高GL食物，GL＜10为低GL食物。糖尿病患者尽量选择低GI和低GL食物，避免高GI和高GL食物（详见第四章

第二节)（图3-2），如富含优质蛋白质和不饱和脂肪酸及富含矿物质和维生素的低GI/GL食物。此外还需注意烹饪手法（如避免粥、面汤、淀粉勾芡），来帮助控制血糖。便秘的患者可以增加非淀粉多糖的摄入，如纤维素（如芹菜）、果胶、功能性低聚糖等不易消化的糖类，这类食物能增加粪便体积，刺激肠道蠕动，有选择性地刺激肠道中有益菌生长，对维持肠道功能、促进代谢废物排出很有帮助。

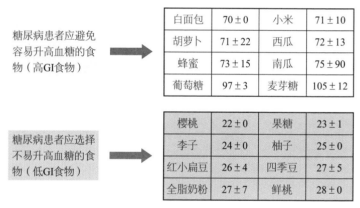

糖尿病患者应避免容易升高血糖的食物（高GI食物）

白面包	70 ± 0	小米	71 ± 10
胡萝卜	71 ± 22	西瓜	72 ± 13
蜂蜜	73 ± 15	南瓜	75 ± 90
葡萄糖	97 ± 3	麦芽糖	105 ± 12

糖尿病患者应选择不易升高血糖的食物（低GI食物）

樱桃	22 ± 0	果糖	23 ± 1
李子	24 ± 0	柚子	25 ± 0
红小扁豆	26 ± 4	四季豆	27 ± 5
全脂奶粉	27 ± 7	鲜桃	28 ± 0

图3-2　高GI和低GI食物

进入血液透析阶段的糖尿病患者由于肾脏对胰岛素灭活能力减低，半衰期延长，且不能被透析排泄，更容易出现低血糖反应，可以适当减少胰岛素等降糖药物，或尽量选择含糖透析液以避免透析后期低血糖，或常备饼干和小糖果以避免低血糖反应。

二、"好"脂肪与"坏"脂肪

不少人谈"脂"色变，其实大可不必，透析者通常在肾衰竭保守治疗时期由于过分限制饮食已经发生营养不良，此时更需要多食脂肪类食物。脂肪是一种浓缩的能量来源，是三大营养供能物质（糖类、脂类、蛋白质）中产能最高的，一般合理的膳食中，总能量的25%～35%由脂肪提供。烹饪中脂肪还可以增加食物的风味、水分和热量。它通常被添加到慢性肾脏病膳食计划中以提供足够的热量来帮助患者维持体重，并为食物添加风味，尤其对于体重过轻者更可以适当增加脂肪摄入。如果BMI超标，并希望减肥，或存在心脑血管及脂质代谢方面的问题，可以通过限制饮食中的脂肪摄入，按需配合降胆固醇、甘油三酯的药物，以便维持一个理想的血脂水平（图3-3）。

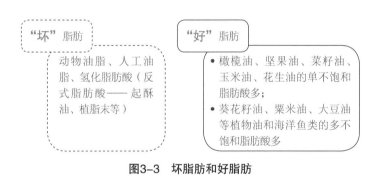

"坏"脂肪

动物油脂、人工油脂、氢化脂肪酸（反式脂肪酸——起酥油、植脂末等）

"好"脂肪

- 橄榄油、坚果油、菜籽油、玉米油、花生油的单不饱和脂肪酸多；
- 葵花籽油、粟米油、大豆油等植物油和海洋鱼类的多不饱和脂肪酸多

图3-3 坏脂肪和好脂肪

三、以优质蛋白质为主

优质低蛋白饮食是肾内科医生最喜欢说的一句话。因为蛋白质不仅提供能量，还可以用于建立和修复组织，维持体液平衡，形成激素和酶，构成抗体。日常摄入的许多食物都含有蛋白质，但高蛋白饮食会产生更多的废物，引起尿毒症的部分尿毒物质就是蛋白质的代谢产物，尿毒症毒素水平过高时可以通过限制蛋白质的摄取以减少一部分毒素生成。所以，我们要建立一个平衡，

既可以满足机体需要，避免营养不良，又不会让代谢废物产生过多，所以透析者建议的蛋白质的最佳来源是优质蛋白，优质蛋白又称高生物价蛋白质，其氨基酸利用率高，各种氨基酸的比例符合人体蛋白质氨基酸的比例。优质蛋白的特点：容易被人体消化、吸收，被人体吸收后利用率高，必需氨基酸含量丰富，这类食物有动物性食物，如鸡、鸭、猪、牛、鱼和蛋，以及大豆及豆制品，如豆腐、百叶、豆腐干、素鸡等。

不同人群蛋白质推荐摄入的量有所不同，《美国肾脏病预后质量指南（NKF-K/DOQI）》推荐血液透析者蛋白质摄入量应达到每日每公斤体重1.2g为宜，腹膜透析者蛋白质摄入量应达到每日每公斤体重1.2～1.3g。其中至少50%为优质蛋白。

无论能量计算还是蛋白质的计算，原则上都是按照患者的身高相对应的标准体重来进行计算的：成人身高≥160cm的标准体重（kg）=身高-105，身高＜160cm的标准体重（kg）=身高-100，但对于严重营养不良的患者（BMI＜18.5kg/m^2），能量计算时需要按照每公斤实际体重额外增加5kcal。

例如，患者A，男，50岁，血液透析者，身高170cm，干体重75kg，则计算体重指数BMI=75÷1.7^2=25.9kg/m^2，属于超重，标准体重为170-105=65kg，计算每日能量需求则为35kcal/kg×65kg=2275kcal，约为90kcal的食物交换份25份。

蛋白质摄入为1.2g×65=78g，其中至少39g为优质蛋白。

碳水化合物供能为2275kcal×50%≈1138kcal。

脂肪供能约为2275kcal×35%≈796kcal。

分配至每日食物约为：主食13份，蔬菜1份，水果1份，牛奶2份，鸡蛋1个，肉类3份，豆制品1份，植物油3份。具体食谱可参考第七章第一节透析营养食谱二。

患者B，男，50岁，血液透析者，身高170cm，干体重50kg，计算体重指数BMI=50÷1.7^2=17.3kg/m^2，属于消瘦，则计算每日能量需求则为（35+5）kcal/kg×50kg=2000kcal，约为90kcal的食物交换份22份。

其中，蛋白质摄入为1.2g/kg×50kg=60g，其中至少30g为优质蛋白。

碳水化合物供能为2000kcal×50%=1000kcal。

脂肪供能约为2000kcal×35%=700kcal。

分配至每日食物约为：主食11份，蔬菜1份，水果1份，牛奶2份，鸡蛋1个，肉类2份，豆制品1份，植物油3份。具体食谱可参考第七章第一节透析营养食谱一。

建议家中常备小型电子秤，称重每餐吃的食材，对于自己到底吃了多少量做到"心中有数"，不过，也可以根据"手掌法则"来估算食物的重量：①一个成年人手掌心（不包括手指）大小、食指厚度的瘦肉，重量约为50g（1两），蛋白质含量约为7g；②两只手能够抓住的菜量（1把），相当于1斤（500g）的量；③一指厚两指长宽（与食指厚度相同，与食指和中指并拢的长度、宽度相同）的瘦肉，相当于50g的量；④一个拳头大小的淀粉类食物，如馒头、花卷、米饭等，用的生米生面约为50g；⑤一个拳头大小的水果相当于200g；⑥拇指第一指节大小的油相当于10g。

在计算好一天总能量和蛋白质摄入量的情况下，我们也可以灵活应用能量食物交换份表和蛋白质交换份表（表3-3、表3-4）调整食物种类，以达到食物来源的多样化。在进行替换时，优先进行蛋白质等量替换，若替换后食谱能量与目标能量差距较大，可选用油脂、淀粉类、粉丝等含磷和蛋白质较低的食物进行能量补充。

表3-3　90kcal食物交换份表

类别	重量（g）	供选择食品
谷类	25	大米、面粉、挂面、小麦、小米、黑米、薏米、糙米、玉米、玉米面、小麦淀粉、玉米淀粉、土豆粉、粉丝、苕粉条、藕粉、低蛋白米
奶类	160	牛奶
	120	酸奶
	25	脱脂奶粉、低磷奶粉
	20	无糖奶粉
蛋类	60	鸡蛋、鸭蛋、鹌鹑蛋
畜、禽肉类	50	瘦猪肉、牛肉、鸡肉、瘦鸭肉、瘦羊肉、兔肉、鸽肉
水产品	80	鲤鱼、泥鳅、黄鳝、带鱼、黄花鱼、沙丁鱼、金枪鱼、鲜贝、甲鱼等
豆制品	25	豆腐皮、腐竹
	50	豆腐干、豆腐丝
	100	豆腐
	200	内脂豆腐
蔬菜	500	白菜、菠菜、韭菜、油菜、芹菜、冬瓜、黄瓜、茄子、茼蒿、笋瓜、红萝卜、丝瓜、番茄、生菜、白萝卜、花椰菜
	200	南瓜、胡萝卜
	350	洋葱、西兰花
	100	土豆、红薯、山药
水果	200	苹果、李子、梨、桃子、樱桃、葡萄、柚子、猕猴桃
	300	草莓
	500	西瓜
油脂	10	花生油、大豆油、玉米油、菜籽油、色拉油

表3-4　蛋白质等量交换份表

类别	重量（g）	供选择食品
谷类	60	小麦、面粉、薏米、
	70	高粱、挂面、黑米、荞麦
	80	小米、玉米、玉米面、面条
	100	大米、馒头、花卷
薯类	350	马铃薯（土豆）、木薯
	500	红薯
奶类	250	牛奶
	280	酸奶
	35	全脂奶粉
	25	奶酪
蛋类	50	鸡蛋、鸭蛋、鹌鹑蛋
畜、禽肉类	35	瘦猪肉、牛肉、鸡肉、瘦鸭肉、瘦羊肉、兔肉、鸽肉
水产品	40	鲤鱼、武昌鱼、罗非鱼、鲫鱼、泥鳅、黄鳝、带鱼、黄花鱼、沙丁鱼
豆制品	100	豆腐
	35	豆腐丝、豆腐干、素鸡
	30	千张豆腐
	15	豆腐皮、腐竹

（姚　颖）

第三节　严防致死性的高钾血症

钾是生命所必需的矿物质之一，人体的血钾浓度为3.5～5.5mmol/L，血钾参与机体的糖原与蛋白质代谢，维持细胞内外渗透压及酸碱平衡，保障神经肌肉的应激性，维持心肌的功能，是机体必不可少的元素。摄入体内的钾90%要靠肾脏排泄，但透析者肾脏调节钾的能力明显减低，如不控制饮食，摄入大量水果、饮料、蔬菜、蛋白质等高钾食物；再加上不适当地给予钾盐，服含钾高的中药或可致高血钾的药物〔血管紧张素转化酶抑制剂（ACEI）、血管紧张素II受体拮抗剂（ARB）、肝素、环孢素等〕，或因感染、外伤、组织坏死、输陈旧血、烧伤、手术、胃肠道出血等引起内源性或外源性钾负荷增加，均可导致高钾血症，严重的高钾血症会导致心率减慢，甚至室颤，心脏停搏，是透析者的大忌，需要特别注意！

几乎所有的食物都会含有一些钾，其中蔬菜类和水果类食物中的钾含量比较多。但并不是什么都不能吃，需要根据个人需求，对这些高钾食品的摄入量及食用种类和分量严格控制。一般情况下，健康人每天吃的钾在4000mg以上，而对高钾血症的尿毒症患者，一天摄入的钾，建议总量控制在2000mg以内。所以日常生活中要识别高钾食物，严防高钾血症！

钾主要来源于食物，含钾较多的食物列举如下：

典型高钾蔬菜类食物：蚕豆、菠菜、豌豆、芋头、苦瓜、紫菜、口蘑、冬笋、榨菜等腌制的菜。

典型的高钾水果类食物：红枣、哈密瓜、椰子、奇异果、香蕉、番茄、榴莲、樱桃，各种果脯、水果干、鲜榨果汁。

典型高钾主食类食物：荞麦、马铃薯、高粱米、荞麦面、马铃薯粉、黑米。

典型高钾豆类食物：腐竹、芸豆、绿豆、赤小豆、花豆、黄豆（整粒）、黑豆（整粒）。

典型高钾坚果类食物：花生仁、核桃、葵花子、栗子、松子、莲子、杏仁、腰果、榛子、开心果、黑芝麻、南瓜子。

其他高钾食物：全脂奶粉、奶片、奶酪等，以及部分功能性饮料，低钠盐、减盐酱油等调味料，蔬菜汤、荤汤等汤汁，番茄酱、甜面酱等酱料。

另外，还需注意钾排出减少所引起的高血钾：①慢性肾衰竭患者肾小管排钾功能受损，导致钾的排泄减少。②急性肾衰竭的少尿期。③肾上腺皮质激素合成和分泌不足。④此外一些患者服用保钾利尿剂（如螺内酯、氨苯蝶啶）或者服用ACEI（卡托普利）、ARB（氯沙坦）类降压药物都可能引起钾的排泄减少。若肾衰竭患者初期开始服用，需要注意监测血钾。⑤洋地黄类药物中毒。⑥长期便秘。

经过以上的介绍，大家可以有效避开高血钾的"雷区"，但是如果还是发生了高血钾，我们需要怎么办呢？

应对措施：①常备降钾树脂（详见第六章第一节），立即服用一支，感觉有高钾症状或已经进食了大量高钾食物时酌情加量。②有尿的情况可以使用排钾利尿剂。③立即就诊！④立即就诊！⑤立即就诊！（重要的事情说三遍！！！）剩下的就交给医护人员了。

急救措施：

1. 减轻高钾对心肌的毒性，稳定心肌细胞膜。葡萄糖酸钙：可直接对抗高血钾的心肌毒性。静脉注射10%葡萄糖酸钙溶液10~20ml，直接或与等量的50%葡萄糖溶液混合稀释后缓慢静脉推注。5分钟后可再重复注射。或10%葡萄糖酸钙溶液30~40ml加入静脉补液内静脉滴注。不过对于使用洋地黄类药物者要慎用。

2. 积极纠正酸中毒，促进钾向细胞内转运。碳酸氢钠：碱性钠盐溶液可扩容，稀释血钾，对抗高血钾对细胞膜的作用，还可促使钾进入细胞内。5%碳酸氢钠溶液60～100ml静脉注射，或11.2%乳酸钠溶液40～60ml，之后可再注射碳酸氢钠溶液100～200ml或乳酸钠溶液60～100ml。根据血钾和血气的pH来判断是否需要重复应用。本法优点为纠正酸中毒以降低血钾，但合并心力衰竭者应慎用。葡萄糖+胰岛素：胰岛素可促进细胞对钾的摄取，葡萄糖进入细胞内合成糖原时，可将钾转运至细胞内从而使血钾下降。用25%～50%葡萄糖溶液100～200ml（4～6g葡萄糖+1U胰岛素）静脉滴注。

3. 增加钾的排出。①利尿剂：呋塞米，可促使钾从肾脏排出，一般静脉滴注40～80mg，必要时100～200mg。肾衰竭，尤其是少尿或无尿的患者可能无效。②血液透析：血钾>6.5mmol/L为急诊透析的指征。透析30～90分钟，可使血钾有效下降。尤其对无尿伴高钾的患者有可靠的疗效，是目前最快速有效的治疗方案。2小时后血钾可降至安全范围。③聚苯乙烯磺酸钙/钠（降钾树脂）每次15～30g，每日服1～2次或遵医嘱。增加肠道排钾（聚苯乙烯磺酸钙更常用，因为离子交换过程中只释放钙，不会增加钠负荷）。

治疗后，要注意观察患者一般情况、症状缓解情况，复查心电图及血钾水平。

去钾小技巧：

1. 蔬菜如何去钾：蔬菜可浸泡半小时以上或水煮3分钟，再烹调，可减少摄入钾1/2～2/3。

根茎类应去皮，如将土豆切成薄片，用水浸泡1日，不断更换水，可减少1/2～2/3钾的含量。

2. 水果如何去钾：加糖水煮后弃水，食果肉，可减少钾1/2。

3. 超低温冷藏食品比新鲜食品含钾量少1/3。

4. 避免食用低钠盐，其主要成分是氯化钾。

5. 可将降钾药物常备身边，与高钾食物同服。

6. 不同菌类（蘑菇）含钾量是不同的，如白菇（口蘑）每100g含钾3106mg，香菇却是低钾的，每100g仅含钾20mg。

7. 所有"干"类食物的含钾量都是高于新鲜的，如100g鲜葡萄含钾104mg，但100g葡萄干的含钾995mg。"浓缩的"不只是"精华"，还有高钾、高磷、高钠！

（吕　程）

第四节　为什么要从"盐"管理

食盐的主要成分是氯化钠，它带给我们的味觉是"咸"，无论何种菜肴，大多以咸作为基础味道，是咸让我们享受到了食物的美味。氯化钠中的钠元素是人体内不可缺少的一种化学元素，广泛存在于人体内的各种组织器官内，钠可以调节体内水分，增强神经肌肉的兴奋性，维持酸碱的平衡和血压的正常值。

在远古时代，我们的祖先每天需要进行大量体力劳动，大量出汗，需要补充高盐，所以养成了高盐饮食习惯，而进入现代社会以后我们不再以体力劳动为主，不再大量流汗了，但我们并没有改变高盐饮食习惯，尤其是我国北方人的饮食习惯更是重盐重酱油。我国居民平均每人每天摄入盐10.5g，最高会超过20g，这个数值远远超出了推荐的健康人食盐的摄入标准6g/d。高盐饮食给人们带来了什么危害呢？高血压流行病学调查证实，人群的血压水平和高血压的患病率均与食盐的摄入量有密切的关系，长期的高血压会导致心血管疾病。我国高血压的患病率北方高于南方，农村高于城市，这与居民食盐摄入量有关，当食盐摄入增加时，血压就会增高。如果每天食盐摄入量减少2.4g，健康人群的平均收缩压就会下降2.3mmHg，舒张压可以降低1.4mmHg；对于高血压患者的影响就更大了，高血压患者的平均收缩压会下降5.8mmHg，舒张压可以降低2.5mmHg，结论表明食盐摄入量的多少直接影响着血压水平，另外50岁以上、有家族性高血压病史、超重及肥胖人群的血压对食盐的敏感性更高。除了影响心脑血管健康，过度的盐摄入也会增加肾脏的负担，使得肾脏病发病率增高，而已有肾脏病的患者，肾衰竭会加速进展，会更快速地进入尿毒症。

真正危害健康的是食盐（NaCl）中的钠离子（Na^+），控制食盐的摄入其实就是要控制钠离子的摄入。传统饮食中，钠离子的主要来源，就是食盐、酱油。然而随着食品工业的发展，如今我们日常饮食中钠离子的来源已经远不止食盐这么简单。各种调味品、添加剂中都有较高含量的钠离子。钠离子的常见膳食来源：食盐、酱油、盐渍、腌制肉或烟熏食品、酱咸菜类、咸味零食。

低盐饮食是慢性肾脏病饮食管理中最基本、最重要的一项，但并不容易做到。透析患者，往往会有高血压、水肿、心力衰竭等。过多摄入钠会导致口渴明显，而饮水过多会使血液容量负荷增加。那透析患者具体能吃多少盐呢？世界卫生组织和2016年《中国居民膳食指南》建议成人每日摄入食盐应不超过6g（大约相当于2400mg钠离子），有肾病、高血压和水肿的患者建议2~3g。我们常见患者抱怨，我已经吃得很淡很淡了，怎么还是超标了？的确控盐是件难事，因为盐无处不在，稍不留神就会超标。我们应该养成经常查看食物营养成分表的习惯，记住400mg钠大约等于1g食盐。例如，吃十小块原味苏打饼干（32g），成分表显示含钠270mg，即约0.68g盐进入体内了；吃一个蛋糕，蛋糕是甜的，大家认为没有盐分吧？其实不是的，我们得看成分表，100g蛋糕所示钠含量约为67.8mg，这些都是日常的"隐性盐"。所以记住一条：当日所食的所有盐都得加上，才能计算出我们每日的食盐摄入是否超标。

看看下面的食物含盐表，就知道是否真的做到低盐饮食了（表3-5）。

表3-5　食物含盐表

食物	含盐量（g）
一个咸蛋	4
一根广味香肠（100g）	5（这就是全天的食盐摄入量了）
5ml酱油	1
1啤酒瓶盖盐	6
10g黄酱	3
1茶勺小苏打（5g）	3
10g味精	3
1包康师傅红烧牛肉方便面（105g）	5（这就是全天的食盐摄入量了）

限盐饮食的小技巧：

1. 多吃新鲜食物，少吃加工食物，新鲜食物味道鲜美，即便少盐也不会觉得难吃，另外，选择葱、姜、蒜等新鲜配料进行调味。

2. 一些菜中自带盐，炒这些菜可以少放或者不放盐，如我们常吃的芹菜，即便不放盐，吃起来也是咸的。具体不同食物含钠多少，可参见常见食物成分表。

3. 调味品也含盐：1g盐=3.3g味精=5ml酱油=10g鸡精=1小块酱豆腐=7g干酱。所以如果放了这些调味品，盐就要少放。

4. 不要在餐桌上摆放盐瓶。

5. 拒绝所有腌制食品、酱菜和含盐的小吃，注意食物标签上的含钠量。

6. 将少量盐撒在食物表面而不将盐烹制于食品中。

7. 当开启罐头食品，沥掉盐水，再用清水浸几次以除掉盐分后才烹煮。

8. 避免使用低钠盐，低钠盐的口感和普通的食盐一样，原因是使用氯化钾来代替了氯化钠，低钠盐虽然减低了钠的摄入，却增加了钾的摄入，慢性肾脏病患者肾脏排泄钾的能力减低，会发生高血钾，因此慢性肾脏病患者不要选择低钠盐。

9. 尽量利用食物的本身味道烹饪，如清蒸、生食。

10. 可适当采用酸味、甜味等调味品替代咸味。

11. 做菜时不要放入所有酱油，留一部分蘸着吃（尽量少用）。

12. 尽量减少外出就餐，自己在家中烹饪能更好进行饮食管理。

（姚　颖　张　凌）

第五节　警惕高磷血症

磷是我们体内重要的矿物质元素，正常人体内含磷600～700g，或者说每公斤体重含磷量约10g，其中85%在骨骼和牙齿，其余部分主要在肌肉中，组织中的磷14%在细胞内，1%在细胞外。细胞内的磷以有机磷为主。血浆中的磷包括有机磷或磷脂形式（约占70%）和无机磷（约占30%），临床测定的血磷值通常指无机磷（Pi）部分。正常血浆磷波动在0.81～1.45mmol/L（2.5～4.5mg/dl）。由于血液中红细胞中的磷高于血浆中的磷，若采血时有溶血则测定血磷值可能会假性增高。

血浆磷浓度与饮食、年龄、性别有关，变化较大，肠道净吸收率为60%～70%。影响磷吸收的因素：1,25-二羟维生素D_3直接刺激促进肠磷吸收，甲状旁腺激素通过1,25-二羟维生素D_3间接促进肠磷吸收，血浆中钙、磷、甲状旁腺激素及1,25-二羟维生素D_3之间存在着密切的关系，用以维持正常的钙与磷的稳态平衡，饮食中大量的钙、镁、铝、糖皮质激素等抑制肠磷吸收，磷结合剂可使肠磷吸收降至30%～40%，而骨化三醇增加肠磷吸收可达86%。

磷的排泄途径：正常人肠道排泄30%，肾脏排泄70%。每日肾小球滤过非蛋白结合磷约为5g，其中80%～90%被肾小管重吸收，肾衰竭早期肾小球滤过减少，肾小管代偿性吸收也减少，以维持正常血磷水平。当肾功能进一步下降时，会发生磷的排泄不充分而潴留于细胞外液中，致使血磷增高。虽然透析治疗在一定程度上能代替肾功能作用，但由于每餐摄入的食物中都含有磷，血液透析次数有限，腹膜透析清除磷的能力也有限，因此都不能充分排出被人体吸收的磷，最终使血磷浓度不断升高，导致高磷血症的发生。如图3-4中所示：每日食物摄入体内的磷约1000mg，正常人的肾脏可排出700mg，其余300mg随粪便排出。血液透析者（按每周透析3次计算），透析每次清除血磷800mg，平均到每日透析清除的磷约400mg，也就是说平均每日仍有300mg的磷在体内蓄积，每周则有3100mg磷蓄积在体内，长此以往导致血磷不断升高、血管钙化及甲状旁腺功能亢进的发生，所以要用磷结合剂增加磷的排泄。

钙的代谢与磷代谢密切相关，肾衰竭早期常常为低血钙，其原因与磷潴留和活性维生素D缺乏有关。透析治疗时钙的跨膜转移取决于血pH、血浆白蛋白浓度、血浆与透析液之间钙浓度梯度。

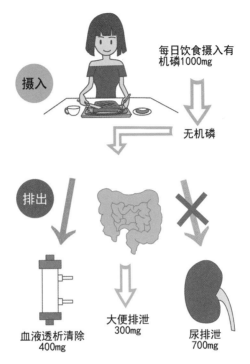

每日饮食摄入有
机磷1000mg

摄入

无机磷

排出

血液透析清除
400mg

大便排泄
300mg

尿排泄
700mg

图3-4　磷摄入与排泄图

血浆中钙或磷的浓度持续增高会导致骨外软组织钙化，常见部位
是皮下、关节周围、血管壁、结膜、内脏如心肺等。高龄、甲状旁
腺功能亢进、微炎症状态，还有钙、磷（蛋白）和1,25-二羟维生素
D_3的摄入过多等因素都可能促进这类骨外软组织钙化的发生。也有
越来越多的低甲状旁腺激素水平患者异位钙化发生的病例报告。

　　这些蓄积的钙和磷，对心脏、血管、骨骼都造成巨大的影响，
是导致"玻璃骨，石头心"的主要原因。因此血磷的管理是透析
者非常重要的工作，需要遵循低磷饮食（diet），配合规律的透析
（dialysis）、使用磷结合剂（drug）的三"D"原则。

　　管好血磷首先要从饮食入手，"磷"从口入，每日的磷摄入量应控制在800～1000mg，但几乎所有的食物中都含有一些磷，且每种食材的磷含量差异很大。营养学上把食物中磷（以mg为单位）除以蛋白质（以g为单位）计算出该种食物的磷蛋白比值（单位为mg/g）作为食物含磷量的一个指标。既要保证适量的优质蛋白摄入，又要尽可能减少磷的摄入，那么理想的食物自然是含蛋白质多而含磷少的食物。换句话说，就是要选择磷蛋白比低的食物，这样才能既保证足够的蛋白质摄入，又不容易引起高磷血症。例如，鸡蛋清，俗称鸡蛋白，含磷量很低，含蛋白质量较高，磷蛋白比仅为1.4mg/g。又例如，腰果，含磷量很高，磷蛋白比为32.3mg/g。

　　一般而言，含磷高的食物主要集中在：豆类及豆制品（豆奶），奶类及奶产品（牛奶、奶酪），坚果和种子（花生、腰果、杏仁、芝麻），动物肝脏，谷类及谷制品（包括谷制面包），粗粮比细粮中含磷量更高，多种饮料（尤其是可乐、红茶），以及各种加工类食品（火腿、汉堡）等。

　　肠道对不同来源的磷吸收率差异较大：植物来源的磷比动物来源的磷吸收率低；动物蛋白，如肉、蛋、奶，其中40%～60%的磷可被人体吸收；植物蛋白，如豆类、种子、坚果，其中的磷吸收率仅30%左右；食品添加剂中的磷，广泛存在于可乐、凉茶等饮料及奶酪、方便面、快餐中，几乎能完全被人体吸收。

　　部分磷蛋白比值高的食物可以通过改变加工方法来减少食物中的磷。例如，瘦肉可以切小块白水煮透沥干或适度挤干肉中的汤汁后再食用，可使肉中的磷明显减少。将食物煮一煮去汤再吃，可以让蔬菜的磷含量减少51%，豆类减少48%，肉类减少38%。在我们日常生活中，各种食物都可能含磷，除了加工食品含磷量较高外，部分药物也可能使用磷酸盐作为赋形剂，但是口服药物中的磷一般平均每日不会超过100mg。另外，食物添加剂在我们日常生活中应用极广，磷是食物添加剂和防腐剂中的主要成分，主要是各种磷酸盐，如磷酸氢二钠、磷酸氢钙、磷酸二氢钠、三聚磷酸钠等。这些磷属于无机磷，几乎能被人体全盘吸收。所以对于没有残余肾功能的透析者几乎都需要服用磷结合剂，关于磷结合剂的使用详见第六章第二节。

需要低磷饮食的透析者，建议以新鲜食品代替加工食品和各式快餐，购买袋装食品的时候也要擦亮眼睛，仔细阅读说明书。磷的饮食控制虽然很重要，但一定要在保证营养足够的前提下来控制磷的摄入量，避免因为控制磷而发生营养不良。

限磷小妙招：

1. 温水浸泡处理能清除植物类食物中一部分磷，如大米用温水浸泡后反复搓洗可以去掉部分磷。

2. 饭量大者可在主食中加入1/2～2/3的小麦淀粉或大米淀粉（去掉了面筋中蛋白的面粉）做成的面食。

3. 黄豆做成豆腐，100g豆腐中含90mg的磷，100g豆浆含30mg的磷，因此每天吃上述量豆腐或豆浆是可以的。

4. 奶粉中磷含量很高，不宜饮用，但是牛奶中磷含量适中，可以每天喝一杯。

5. 200g蛋清可替代肉的营养价值，但可明显降低血磷，或者每日火柴盒大小的肉4块，可以有效降低磷摄入。

6. 瘦肉可以切小块，白水煮透沥干或适度挤干肉中的汤汁后再食用。

7. 限制加工食物和零食的摄入。

8. 避免喝饮料或有选择性地喝饮料。

9. 牙膏和漱口水中含有大量的磷，因此刷牙或漱口时要避免吞咽进体内。

（姚 颖）

第六节 不可或缺的维生素及微量元素

维生素分为水溶性和脂溶性两大类。脂溶性包括维生素A、维生素D、维生素K、维生素E。水溶性维生素，主要是维生素C和B族维生素。大多数透析者因尿量有限，为了防止进食过多水分和避免高血钾等，限制了水果、蔬菜摄入，同时也限制了维生素的摄入，但水溶性维生素也会随着透析被清除，因此大多数透析者存在维生素缺乏（表3-6）。建议补充正规维生素类制剂，如维生素C、B族维生素等，而不是各种保健品。维生素D通常也缺乏，除非经常得到日光照射补充，建议透析者在力所能及的情况下增加户外活动量，适当增加皮肤与阳光的接触面积。

表3-6 透析者常见的维生素异常及推荐每日需补充量

维生素	慢性肾脏病患者的血清或血浆浓度	推荐补充量（mg/d）
维生素B$_1$	降低或正常	1.2
维生素B$_2$	降低或正常	1.3
维生素B$_3$	无相关证据	16
维生素B$_5$	无相关证据	5
维生素B$_6$	血清浓度降低或正常，红细胞中的浓度降低	5～10

续表

维生素	慢性肾脏病患者的血清或血浆浓度	推荐补充量（mg/d）
维生素B$_9$	血清浓度降低或正常，红细胞中的浓度升高或正常	1
维生素B$_{12}$	升高	0.0024
维生素C	降低或正常	60
维生素A	血清浓度升高	无须添加（慢性肾脏病3～5期应避免）
维生素D	正常或降低	详见第六章第五节
维生素E	降低	15

一、维生素A

维生素A具有抗氧化、防衰老和保护心脑血管的作用，可维持正常视力，预防夜盲症和干眼病。维生素A在健康成人的每日推荐摄入量为5000IU，而每日摄取超过25 000IU即使在正常成人也会造成毒性，已有报道指出慢性肾脏病患者血浆的维生素A浓度较高。其中毒表现为皮肤、中枢神经系统发生变化，脱发及高血钙。即使摄入低蛋白饮食的慢性肾脏病患者，其仍含有正常量的维生素A。因此，维生素A缺乏很罕见，且即使少量的补充（如每日7500IU）都会造成慢性肾脏病患者的维生素A中毒。一些用于防止黄斑退化的眼部维生素制剂内含的维生素A剂量也远超每日推荐摄入量，应避免服用。

二、B族维生素

B族维生素包括维生素B$_1$（硫胺素）、维生素B$_2$（核黄素）、维生素B$_3$（烟酸）、维生素B$_5$（泛酸）、维生素B$_6$（吡哆醇）、维生素

B_{12}（氰钴胺）、维生素B_9（叶酸）、维生素B_7（生物素）。由于其有很多共同特性（如都是水溶性、都是辅酶等）及需要相互协同作用，因此被归类为一族。

B族维生素对于维护人体健康、预防及治疗多种疾病都有着重要的作用。但目前肾脏病治疗指南没有相关明确指导，唯一的建议是来自于"澳洲肾功能不全照护指导（CARI）"的营养与生长指引（Pollock，2005），其建议遵循低蛋白饮食的慢性肾脏病患者每日需补充维生素$B_1 > 1mg$，维生素B_2 1～2mg，维生素B_6 1.5～2.0mg。透析者如果饮食良好可以不补充。

三、维生素C

有研究报道高血清浓度的维生素C（L-抗坏血酸）可能会降低动脉硬化的风险及降低血压。在透析者中，维生素C可丢失在透析液中。有研究显示慢性肾脏病患者，尤其是透析者给予维生素C补充后，对于促红细胞生成素的反应会增加，对于慢性肾脏病3～5期的患者，目前维生素C建议的上限是给予成人的每日推荐摄入量60mg。但多数指南并不建议为饮食良好的透析者补充维生素C。

但需注意的是，草酸盐是维生素C的代谢终产物，对于慢性肾脏病患者，草酸血症是维生素C补充过量的一个重要风险指标。低肾小球滤过率及高钙血症的患者不论有无草酸钙肾结石，均须特别注意避免高剂量的维生素C。

富含维生素C的食物：新鲜蔬菜如豌豆苗、菜花、韭菜、菠菜、辣椒等，新鲜水果如橙子、红枣、山楂、猕猴桃等。

四、维生素D

详见第六章第五节。

五、维生素K

维生素K是正常凝血反应中的一个重要环节，维生素K_2对于骨骼代谢具有重要作用，故在日本用来预防骨质疏松（维生素K_2制剂，商品名固力康）。有研究表明补充维生素K可增进胰岛素的敏感性。肾脏并未参与维生素K的主要代谢，故即使是低蛋白饮食也可提供正常量的维生素K。但慢性肾脏病患者的维生素K指标均会降低，且其减少与营养不良状态相关。观察显示补充维生素K可能对慢性肾脏病患者预防血管钙化和骨质疏松方面有益。

富含维生素K的食物：酸奶酪、紫花苜蓿、大豆油、鱼肝油、海藻类、绿叶蔬菜、胡萝卜、番茄酱、南瓜、鱼、鱼卵、肝脏、蛋黄、奶油、黄油、肉类、奶、水果、坚果及谷物。

但需注意的是：①维生素K经肝脏代谢，肝病患者不宜服用；②孕妇及哺乳期妇女避免大量服用维生素K补充品；③X线、放射线、冷冻加工、阿司匹林及空气污染都是维生素K的天敌；④如果使用抗生素，造成肠内细菌数量减少或功能降低，体内维生素K便会相对不足；⑤同时摄取维生素K（即使来源为天然食物），可能会降低抗凝血药物（阿司匹林、华法林等）的治疗效果；⑥服用维生素K制剂后如有脸泛红、红疹、肠胃不适、皮肤瘙痒等过敏症状，应立即停用，并请医师诊治。⑦口服华法林抗凝的患者勿用维生素K。

六、维生素E

维生素E是生物膜的主要抗氧化剂，且被认为是一种抗动脉硬化剂，维生素E缺乏可引起组织的氧化应激受损，补充维生素E已证实可延长红细胞的寿命。其饮食的主要来源是植物油，故即使限制蛋白质的饮食，仍可通过植物油供应足量的维生素E。因此通常不建议慢性肾脏病者补充维生素E。

七、微量元素

慢性肾脏病时，大部分微量元素在机体内的浓度会发生变化，引起这些改变的原因有很多种：首先，微量元素主要通过肾脏排泄，当肾衰竭时会引起蓄积；其次，如铁、锌、铜等微量元素与蛋白质结合，存在尿蛋白的情况时会随蛋白大量丢失；再次，微量元素在透析治疗中可能会出现过度补充或丢失，这主要取决于这些微量元素在血浆或透析液中的相对浓度及其与蛋白质或红细胞结合的程度，如透析液中铜、锶、锌、铅含量必须控制在最低值，因为这些元素可与血浆蛋白或红细胞大量结合。

1. 铁 在透析者中，铁缺乏非常普遍，尤其是血液透析者，因此大部分透析者需要口服或静脉补充铁剂（具体可参见第六章第四节贫血相关药物应用）。

2. 铝和柠檬酸盐 透析者铝含量增加可导致进展性痴呆、骨软化、四肢近端肌力降低、免疫功能受损和贫血的出现。尽管透析液的铝污染之前曾被认为是铝中毒的主要原因，但目前水处理的方法，尤其是超纯水处理的出现，是可以将透析液中的铝完全去除的。含铝磷结合剂的应用，或者食用含铝包装食物等因素可能是目前透析者铝过量的主要原因。矿物质和骨代谢紊乱指南建议：在透析前慢性肾脏病患者中不能将氢氧化铝作为磷酸盐结合剂使用，也不能作为抗酸剂使用。在使用柠檬酸的情况下铝吸收会明显加快，因此应避免将铝抗酸剂和柠檬酸盐联合使用。

3. 锌 尽管在慢性肾脏病患者中多数组织锌含量正常，但有报道指出血清和头发中的锌含量降低，另一方面，红细胞中锌含量却增加。一些报道指出，食物中锌摄入过少可导致外周神经传导速度降低、精子数量减少等，在补充锌后慢性肾脏病患者的辅助性/抑制性T细胞比例可出现改善。但慢性肾脏病患者对锌的饮食需求尚不清楚，一般情况不需要额外进行锌的补充。

4. 氟化物 一般广泛存在于用于防止龋齿的牙膏中，氟化物过量可能会影响透析者的骨硬度。

5. 硒 可以防止组织产生的氧化损伤，而这种损伤是肾衰竭患者的一个重要问题。有研究表明，给予硒剂可延缓试验性肾小球硬化的发展，推迟糖尿病肾病的发生发展，以及降低在肾移植受体中发生的氧化应激。但是，硒的治疗窗很窄，过高和过低的硒水平都可能发生不良反应，且有研究表明补充硒可增加2型糖尿病的发病风险，所以一般不建议进行硒元素的补充。

（王 晶 姜 鸿）

第四章

个体化饮食管理

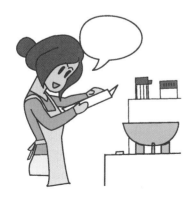

第一节 透析前后饮食管理

一、透析前后蛋白质摄入原则不同

肾脏是人体的排泄器官，蛋白质代谢过程中产生的含氮废物（尿素）需经肾脏从尿中排出。若肾脏功能受损，尿素及体内其他废物则会在体内堆积，就如同在道路上堵了车一样会造成道路瘫痪，导致一系列不良反应。为了既减少肾脏组织的负担，又满足维持机体正常代谢和对营养的需求，慢性肾脏病患者需根据肾功能受损程度及治疗的需要科学控制蛋白质的摄入量。

我们常常听到医生针对透析前的慢性肾脏病患者依据不同分期建议减少蛋白质的摄入量。而对于进入透析阶段的肾友，又会嘱咐适量增加蛋白质的摄入量。为什么会有这样的差别？

1. 透析前的蛋白质摄入原则——优质低蛋白饮食

优质低蛋白饮食要求透析前减少蛋白质摄入量，因低蛋白饮食可以减少蛋白质分解代谢物的生成和蓄积，从而减轻残余肾单位高负荷的工作状态，减少尿蛋白排泄，延缓肾脏病的进展。动物性蛋白质大多都是优质蛋白质。正常蛋白质摄入量按理想体重计为每天每公斤体重1.2g，低于此标准则视为低蛋白饮食。

对于慢性肾脏病不同分期的患者来说，各个阶段蛋白质的摄入标准又有所不同：慢性肾脏病的1或2期，每日蛋白质的摄入量应按理想体重控制在每公斤体重0.8g左右；慢性肾病的3～4期，每日蛋白质的摄入量应按理想体重控制在每公斤体重0.6g以下；尿毒症期，应进一步减少每日蛋白质的摄入量，按理想体重控制在每公斤体重0.4g以下。

对于其中存在蛋白质丢失的患者，如肾病综合征、糖尿病肾病患者，每日蛋白质摄入量可适当放宽。

2. 透析后的蛋白质摄入原则——适量高蛋白饮食

透析过程可使体内的某些蛋白质丢失，所以透析后应增加蛋白质的摄入量以补充机体正常新陈代谢所需要的蛋白质及透析过程中所丢失的蛋白质。

对于采用不同透析方式的患者来说，蛋白质的摄入标准略有差异：腹膜透析者，每日蛋白质的摄入量应按理想体重控制在每公斤体重1.2～1.3g。血液透析者，每日蛋白质的摄入量应按理想体重控制在每公斤体重1.2g。

二、对于初进入透析阶段者

1. 能量管理 在慢性肾脏病早期，患者遵循的饮食原则是优质低蛋白饮食，但在开始进入透析阶段后饮食原则要改变成优质中高蛋白饮食。因为血液透析可以代替肾脏的代谢功能，不会使代谢废物在体内蓄积过多，透析过程中会损失一些蛋白，也会增加蛋白的代谢率，所以要加强蛋白质的摄入量。但初次进入血液透析阶段者，饮食上常常存在误区，部分患者进入透析后继续沿用透析治疗前的优质低蛋白饮食，或者过度担心透析期间体重增长而盲目禁食禁饮。长此以往，导致体重减轻，能量储备减少，活动能力和生活质量下降，增加营养不良风险，不利于患者的长期生存。所以，患者在进入规律透析后随着食欲的恢复要开始遵循优质中等量蛋白饮食原则。

那初期透析者该如何做到优质蛋白饮食呢？如果患者食欲不好，要随着透析次数的增加，食欲的逐渐恢复，少食多餐，适量增加优质蛋白饮食。如果患者食欲良好，即可直接按照优质蛋白饮食管理自己的饮食情况（详见第三章第二节）。

2. **电解质**

（1）钠：透析者每天食盐量控制在2～3g。初进入透析阶段者，可能存在尿量减少、水负荷较重、干体重评估不准确等问题，更需要养成低盐饮食的好习惯，过多摄入食盐会引起口渴，造成水肿（详见第三章第四节）。

（2）钾：必须避免钾的摄入过多，否则会引起高钾血症，导致心搏骤停（详见第三章第三节）。

（3）磷：透析者常常会出现钙磷代谢紊乱，发生高磷血症。高磷血症会引起一系列的并发症，最终导致增加死亡风险。所以，透析者饮食中要避免高磷食物的摄入，典型的高磷食物有蛋黄、动物内脏、坚果、巧克力、豆干、可乐等及含添加剂的食物。我们日常食用的肉类也是含磷高的食物，先煮沸去汤后再烹饪，可以减少磷的摄入（详见第三章第五节）。

（4）水：透析者水排泄障碍，尤其初进入透析后，要养成记录每天出入水量的习惯，根据前一天的尿量计算出每天可以进食的水量（详见第三章第一节）。

3. **维生素**　透析者可发生多种维生素的缺乏，特别是水溶性维生素——B族维生素和维生素C的缺乏。可适当多食新鲜蔬菜，也可口服维生素B_1、维生素B_2、维生素B_6、维生素C和叶酸。维生素D的缺乏在透析者也是普遍存在的，建议透析者常规补充营养性维生素D。

4. 饮酒 建议慢性肾脏病患者改善生活方式，不推荐饮酒，对于戒酒有困难者也应限制酒精的摄入，男性小于2个标准酒精单位，女性不超过1个标准酒精单位。

1个标准酒精单位=10g酒精（12.5ml纯酒精）

酒精量计算：饮酒量×酒精浓度×0.8。例如：100ml 53°的白酒的酒精量=100ml×0.53×0.8=42.4g，相当于4.2个标准饮酒单位。

总之，透析者的饮食管理非常重要，原则为优质蛋白，充足能量，控制水分，避免高钾、高钠、高磷，补充维生素。建议透析者记录自己的饮食习惯，做好自我饮食管理（表4-1）。

表4-1 慢性肾脏病不同分期饮食参考

食物	1～2期	3～4期	5期
无脂和低脂奶制品	可选择	每日限制 1/2 杯或者由营养师确定摄入量	每日限制 1/2 杯或者由营养师确定摄入量
家禽，海鲜，瘦肉，鸡蛋，鸡蛋白或者植物蛋白	可选择 避免过量	可选择 避免过量	所有类型透析人群：可选择，适当增加
谷物，面食和米饭（全谷物和其他谷物）	可选择	可选择	所有类型透析人群：可选择，全谷物饮食是低磷的选择，但要意识到一些全谷物食品是高钾的
水果和蔬菜	可选择	如果血钾高就要换低钾类控制总量	适合在血液透析中心食用：可选择，根据血钾化验结果的高低改变种类和总量
豆类（黄豆、扁豆、豌豆）	可选择	摄入量取决于血钾和血磷的检测结果	所有类型透析人群：摄入量取决于血钾和血磷的检测结果

续表

食物	1～2期	3～4期	5期
果仁和坚果	可选择	摄入量取决于血钾和血磷的检测结果	所有类型透析人群：限制摄入，避免高钾、高磷
健康的食用油（蔬菜，菜籽油，亚麻和橄榄油，Ω-3脂肪酸）	可选择	可选择	所有透析人群：可选择
不健康的食用油（饱和脂肪酸，反式脂肪酸）	少量或避免	少量或避免	所有透析人群：限制或避免
辛香料	可选择	可选择	所有透析人群：可选择
盐，酱，含盐的调味品	少量或避免	少量或避免	所有透析人群：避免
含糖的食物和饮料	少量	少量	所有透析人群：限制
磷添加剂	避免	避免	所有透析人群：避免

（刘书馨）

第二节 个体化饮食管理——合并糖尿病

近年来，新增透析者中合并糖尿病的比例逐年增加。维持糖尿病患者的良好营养状态是一项艰巨的任务。在透析者中，糖尿病患者的发病率和死亡率明显高于非糖尿病患者。糖尿病与心血管疾病和感染并列为透析者死亡的首要原因。不管采用何种透析方式，糖尿病患者都常出现消耗体质和营养不良。长期慢性炎症状态，食物摄入不足，糖尿病性胃轻瘫，肠道疾病，以及高分解代谢状态都可以导致并加重营养不良。因此，糖尿病透析者需要更为科学合理的营养支持和指导。

临床上将糖尿病肾病分为五期。第1期：肾小球高滤过期，此期糖尿病肾病患者没有症状，但检查肾小球滤过率（GFR）增高，肾体积增大，尿蛋白的排泄率正常。第2期：正常白蛋白尿期，本期出现运动后尿白蛋白排除率（UAE）升高（＞20μg/min），休息后恢复正常（＜5μg/min）。第3期：持续微量白蛋白尿期，本期肾小球滤过率开始下降到正常低限，尿微量白蛋白排除率持续升高20～200μg/min，或尿白蛋白/肌酐（ACR）达到30～300μg/mg。第4期：临床糖尿病肾病期，本期患者出现持续大量白蛋白尿（白蛋白排除率＞200μg/min）或蛋白尿（＞500mg/24h），肾小球滤过率持续明显下降。第5期：终末期肾衰竭，肾小球滤过率＜15ml/（min·1.73m^2），尿蛋白量因肾小球硬化而减少，尿毒症症状明显，最后需要透析治疗。

一、糖尿病患者饮食推荐

一旦被确诊为糖尿病，需要积极行营养治疗，控制好血糖，避免发生糖尿病并发症。怎样才能更好地控制血糖？中国营养学会推出的《中国糖尿病膳食指南（2017）》解答了这个问题，该指南主要包括八大推荐。（注意：以下内容仅用于糖尿病患者，而非透析者。）

推荐1：吃动平衡，合理控制能量。简单地说，就是能消耗多少能量，就摄入含有多少能量的食物。如表4-2所示，可以计算出每个不同状态的糖尿病患者每日所需能量。

表4-2 糖尿病患者每日能量供给量（kcal/kg标准体重）

劳动强度	肥胖 高于标准体重10%	正常 标准体重±10%	消瘦 低于标准体重10%
卧床 住院期间、运动能力受限期间	15	15～20	20～25
轻体力劳动 坐着的工作、洗衣、做饭、慢走等	20～25	30	35
中体力劳动 学生、长距离行走、环卫工作、庭院耕作等	30	35	40
重体力劳动 重工业、重农业、搬运工、收割、木工等	35	40	40～45

举例说明，患者A，男，40岁，身高180cm，体重90kg，中体力劳动者。第一步，计算该身高的标准体重为180-105=75kg，而目前该患者体重为90kg，（90-75）÷75=20%，为肥胖状态，每天所需能量为75×30=2250kcal。确定了总热量，还需注意：①碳水化合物占45%～60%，选择低血糖指数（GI）食物；②控制脂肪摄入：脂肪占20%～30%；③选用优质蛋白：蛋白质占15%～20%；④丰富维生素及矿物质；⑤增加膳食纤维摄入：推荐每日摄入量为25～30g。

推荐2：主食定量，粗细搭配，全谷物、杂豆类占1/3。全谷物、杂豆类的血糖指数较精制谷物更低，因此在定量的基础上，建议主食粗细搭配食用，其中全谷物、杂豆类占到主食总量的1/3（表4-3～表4-5）。仍以刚才患者A为例，全天所需能量为2250kcal，其中碳水化合物提供能量按60%计算，为1350kcal，全天杂豆及全谷物所占能量为1350×1/3=450kcal，对照下列等值谷薯类交换表可知，全天可摄入主食10份，加5份全谷类及杂豆类食物。

表4-3 全天主食所占能量（kcal）

性别	全天所需能量	碳水化合物提供能量	
		碳水化合物占45%	碳水化合物占60%
女	1800	810	1080
男	2250	1012	1350

表4-4 全天杂豆及全谷物所占能量（kcal）

性别	全天所需能量	杂豆及全谷物提供能量	
		碳水化合物占45%	碳水化合物占60%
女	1800	270	360
男	2250	337	450

表4-5 等值谷薯类交换表

食物	重量（g）	食物	重量（g）
大米、小米、糯米、薏米	25	绿豆、红豆、芸豆、干豌豆	25
高粱米、玉米渣	25	干粉条、干莲子	25
混合面	25	油条、油饼、苏打饼干	25
燕麦片、莜麦面	25	烧饼、烙饼、馒头	25
荞麦面、苦荞面	25	咸面包、窝头	25
各种挂面	25	生面条、魔芋生面条	25
通心粉	25	马铃薯	25
面粉、米粉、玉米面	25	鲜玉米（1个带棒心）	200

注：每交换份谷薯类供应蛋白2g，碳水化合物20g，能量90kcal。

推荐3：多吃蔬菜、水果适量，种类、颜色要多样。从表4-6可知，蔬菜的血糖指数（GI，详见第三章第二节）明显低于水果，建议每日蔬菜摄入量300~500g，深色蔬菜占1/2，其中绿叶菜不少于70g；两餐之间选择低血糖指数的水果为宜。

表4-6 食物的血糖指数

食物	GI值	食物	GI值
南瓜	75	西瓜	72
胡萝卜	71	菠萝	66
山药	51	葡萄（淡黄）	56
绿笋	<15	芒果	55
西蓝花	<15	香蕉	52
菜花	<15	猕猴桃	52
芹菜	<15	柑橘	43
黄瓜	<15	葡萄	43
茄子	<15	苹果	36
鲜青豆	<15	梨	36
莴笋	<15	桃	28
生菜	<15	柚	25
青椒	<15	李子	24
番茄	<15	樱桃	22
菠菜	<15		

推荐4：常吃鱼禽类肉，蛋类和畜肉适量，限制加工肉类。与畜肉类相比，鱼禽类肉饱和脂肪酸含量更低，所以建议常吃鱼禽，每日肉类摄入量为100~200g。每周不超过4个鸡蛋或每两天1个鸡蛋，不弃蛋黄。限制加工肉制品的摄入。

推荐5：奶类豆类天天有，零食加餐合理选择。保证每日300g液态奶摄入，重视大豆及其制品的摄入，零食可选择少量坚果，每天不要超过25g。

推荐6：清淡饮食，足量饮水，限制饮酒。成人每日烹调油25～30g，食盐不超过6g。饮用白开水，每天饮用量1500～1700ml（仅适用于尿量正常的非透析者）。

推荐7：定时定量，细嚼慢咽，注意进餐顺序。定时定量进餐，先吃蔬菜再吃肉类，最后吃主食。细嚼慢咽具有助减肥、防癌、保护口腔黏膜，利于胃肠的消化和吸收等优点。

推荐8：注重自我管理，定期接受个体化营养指导。注重饮食控制、规律锻炼、遵医用药、监测血糖、足部护理及高低血糖预防和处理等六方面的自我管理。定期接受营养师的个性化专业指导，至少每年四次。

糖尿病患者每年需要在肾内科门诊就诊至少一次，方便判断自己是否合并了糖尿病肾病，处于糖尿病肾病第几期。早期发现糖尿病肾病，早期进行饮食管理可以有效地避免糖尿病肾病的发展。

二、糖尿病肾病各期饮食治疗原则

糖尿病肾病1～3期：严格控制血糖是本阶段最重要的治疗，其控制靶目标为糖化血红蛋白<6.5%～7%，每日热量摄入计算与普通糖尿病患者相同。1～3期推荐蛋白质摄入量是每日每公斤体重0.8g+每天尿中丢失的蛋白量，高蛋白饮食会加重肾小球高灌注、高压的血流动力学改变，加速肾损害发展，因此主张以"限量保质"为原则，以优质蛋白为主。另外，糖尿病患者还需注意晚期糖基化终末产物（advanced glycation end products，AGE），俗称饮

食中的糖毒素，是食品或生物体系中蛋白质和脂肪、核酸的游离氨基与还原糖的羰基等物质通过非酶作用形成的一种不可逆终末产物。糖毒素分为外源性（食品）和内源性（体内）两类，内外源性糖毒素均是通过食物所摄取的。血中糖毒素升高可促发糖尿病肾病、视网膜病变、神经病变的发生。那么，哪些食物含糖毒素较多呢？糖毒素的含量直接与烹调方式有关，油炸、油煎、烧烤、烘烤（如面包）、焙烧（如咖啡）等高温烹饪手段会使食品中糖毒素量大增，特别是当食物中含有高比例脂肪时。推荐以蒸煮食物代替高温烹调来减少摄入。

糖尿病肾病4～5期未透析者：推荐蛋白质摄入量是每天每公斤体重0.6g+每天尿中丢失的蛋白质量，但应注意充足热量的摄入。合并有肝病、妊娠和生长发育期不宜过度限制蛋白。4～5期患者易出现高钾高磷血症等，要依据高钾高磷检测进行饮食指导。同时4～5期患者因肾功能下降，血白蛋白减少，容易出现水肿、心力衰竭等症状，需要更严格控制水钠摄入，钠摄入量每日小于4g，水摄入量=前一天出量+500ml。

糖尿病肾病进入透析阶段者：推荐蛋白质摄入量是每日每公斤体重1.2g，有高钾高磷血症者同样依据高钾高磷检测进行饮食指导。

举例说明：仍以患者A为例，身高180cm，体重90kg，为中体力劳动者，糖尿病肾病4期患者，24小时尿量500ml，24小时尿蛋白定量3g。第一步：计算标准该患者体重为180-105=75kg；第二步：计算每天所需能量供给量为75×30=2250kcal/d，10份碳水化合物，5份全谷物及豆类；第三步：计算每日蛋白质摄入量为0.6×75+3=48g/d，其中优质蛋白占50%以上，即优质蛋白至少24g/d，依据食物蛋白质含量表，该患者每日大概可摄入200ml奶，1个鸡蛋，50g鸡肉。剩余蛋白质来自10份碳水化合物和5份全谷物及豆类，每份提供2g蛋白质，共30g蛋白质，超出了剩下所需24g蛋白质，所以需要减去3份碳水化合物（提供能量270kcal），这样全天所需能量不足，需要用不含蛋白质的澄面（小麦淀粉，又称无筋面粉）等来补充能量，100g澄面大概提供360kcal能量，所以可加75g澄面。第四步：每日水摄入为尿量+500ml=1000ml。钠小于4g，烹饪油25g。

腹膜透析者每日可通过腹膜吸收腹膜透析液中的糖所获得的能量大约有400kcal，这部分热量应该从每日需要摄入的碳水化合物饮食中减去。

对于同时合并高甘油三酯血症的糖尿病透析者，应尽量避免摄入高血糖指数的碳水化合物。

（王纫秋）

第三节 个体化饮食管理——甲状旁腺切除术后

继发性甲状旁腺功能亢进（secondary hyperparathyroidism，SHPT）简称甲旁亢，是慢性肾脏病患者的常见并发症。当药物治疗无效时，患者发展为难治性甲旁亢，不仅导致代谢性骨病，也与严重的血管钙化和心脑血管事件有关，影响患者的生活质量，此时需要进行甲状旁腺切除术治疗。在甲状旁腺切除术后30天内，由于各种并发症的发生，患者再住院的比例高达3.8%，也会直接威胁患者的生命，其中一个重要原因是甲状旁腺切除术后的营养支持治疗，是减少术后并发症的关键因素之一。

一、甲状旁腺切除术

我国及各国慢性肾脏病矿物质及骨代谢异常指南均推荐甲状旁腺切除术作为药物治疗无效的甲旁亢治疗手段，其目的是预防骨病、骨骼畸形和心血管钙化等并发症，改善临床预后。手术不仅可以迅速降低血清甲状旁腺激素，快速缓解骨骼和关节疼痛、皮肤瘙痒等症状，提高生活质量，患者术后长期随访也证实甲状旁腺切除术有助于改善营养不良、失眠、抑郁、不安腿、转移性钙化、贫血等，是目前公认的可以有效提高透析者生存率的治疗方式。

国家肾脏疾病临床医学研究中心组织编写的《中国慢性肾脏病矿物质和骨异常诊治指南》中提出，慢性肾脏病3～5期的患者，应用药物治疗无效时应该及时行甲状旁腺手术治疗。手术指征：①全段甲状旁腺激素持续＞800pg/ml；②药物治疗无效的持续性高血钙和（或）高血磷；③以往对活性维生素D等药物治疗抵抗；④颈部超声显示：至少一个甲状旁腺增大，直径大于1cm并有丰富的血流信号。

甲状旁腺切除术中高钾血症的发生率为58%，术后高钾血症的发生率为80%，其中，年轻男性发生率更高，严重的高钾血症（＞7.0mmol/L）可导致患者猝死。因此，建议术中、术后监测血钾水平，当血钾＞5.5mmol/L时，立即使用50%葡萄糖20ml联合胰岛素10IU静脉推注，或者使用葡萄糖酸钙静脉注射；当血钾＞6.5mmol/L时，应该即刻进行无肝素血液透析或床旁连续性血液滤过，联合使用降钾树脂等药物，降低血钾水平。

甲状旁腺切除术后，由于大量钙离子进入骨骼参与骨重建，导致低血钙，也称骨饥饿综合征。此时由于甲状旁腺激素降低，肠道吸收钙减少，血钙<2.0mmol/L，其发生率高达97%，通常也合并低磷血症（<0.8mmol/L）。低钙血症主要表现为感觉异常，如口唇或四肢末梢麻木感或疼痛；严重者表现为头痛、手足抽搐、惊厥、骨折、心律失常、肌肉痉挛（如腹肌痉挛致腹痛、肠肌痉挛致腹泻，甚至喉肌痉挛致喘憋、窒息）、猝死等。当血清总钙<0.88mmol/L称为低钙危象，需要立即处理。

二、甲状旁腺切除术后低钙血症的治疗原则

1. 鼓励术后患者开放高钙磷饮食，增加食用奶、奶酪、海鲜、豆类、坚果和肉类等，但需避免高钾食物。

2. 术后1周内每日至少监测1次血钙、血磷，当血钙<1.8mmol/L或出现感觉异常或抽搐，立即给予90mg元素钙（每支葡萄糖酸钙含90mg元素钙）以90～180mg/h的速度静脉泵入。静脉泵钙结束1小时后，查血钙，若血钙仍<1.8mmol/L，继续泵入90～180mg元素钙。一般需要连续静脉泵钙3～5天，为防止钙外渗损伤皮肤，建议深静脉置管泵钙。

3. 当血钙在1.8～2.1mmol/L，每天口服补充元素钙1～2g（碳酸钙1.5g，每天三次，两餐间口服）+活性维生素D（骨化三醇或阿法骨化醇，0.5～1.0μg，每天三次，最大量可达每天4μg）治疗，维生素D可以帮助肠道大量吸收钙离子。

4. 当血钙>2.2 mmol/L，可逐渐减量活性维生素D和钙剂。

5. 当血钙>2.6mmol/L，钙剂/活性维生素 D 减半量或停用。

当术后甲状旁腺激素<60pg/ml时，选择先减活性维生素D再减钙剂的原则。

低磷血症的处理以大量食用高蛋白、高磷食物为主，如果血磷持续<0.8mmol/L，不利于骨重建，并会出现骨痛。此时可补充磷酸盐制剂，并密切监测血磷，直至血磷>0.8mmol/L。

由于患者可以食用大量高钙、高磷食物，加之降低了导致营养不良的毒素——甲状旁腺激素，在术后1~3个月患者营养不良改善，体力恢复，体重会逐渐升高。此时需要注意上调干体重、增加活动量并避免营养过剩及肥胖的发生。

（张　凌）

第四节　个体化饮食管理——营养不良

"衰弱"的概念，最初的意思是指由于人类年龄的增长，使得老年人不堪应激反应（如因轻度的肺炎、外伤、事故、手术等），需要专人护理或需住院治疗并容易导致死亡的状态。目前这个词汇除了用于高龄老人以外，也用于患有慢性疾病的患者，如尿毒症透析者。

例如，一般人患感冒几天就可以痊愈，而衰弱者患感冒后会快速发展成急性肺炎；轻微的跌倒就会导致骨折，需要住院或卧床不起。如果家属或医务人员能够早期发现衰弱并给予应对，还可以恢复到接近健康状态。

一、老年衰弱的诊断

老年衰弱的诊断标准：①体重下降：不明原因一年期间体重减轻4.5kg或者降低5%以上。②疲倦：每周有3～4天感到什么都不想做。③通常步行速度下降，<标准值的80%。④握力下降：<标准值80%，即男性<26kg，女性<18kg。⑤身体活动量下降：每周活动量男性<383kcal，女性<270kcal。当不符合上述条件时，属于正常人或强健者，满足一个条件就可以诊断老年衰弱前期，满足3项以上诊断老年衰弱。老年衰弱不仅表现在活动力降低与肌力减退等肢体方面，还包括认知能力、抑郁等精神与心理方面，以及贫困、独居、独自进食等社会方面。

二、慢性肾功能不全者老年衰弱的发病率与临床意义

1. 透析前　从整体来看，在慢性肾病3b期以后，老年慢性肾功能不全者衰弱程度开始增加，随着肾功能不全程度的进一步发展，发生率逐渐提高，是晚期肾衰竭病情进展和死亡的危险因素。老年衰弱者与非老年衰弱者相比较，老年患者向晚期肾衰竭发展和死亡的危险性更高，是非老年患者的2.5倍。特别是，体重减少>3.2倍，身体活动能力降低>2.1倍，步行速度降低>1.8倍，这三个条件构成危险因素。

2. 透析者　随着透析老年人比例的增加，衰弱的管理越来越重要。血液透析者的老年衰弱发生率相较透析前患者明显偏高，为30%～46.3%。血液透析者的老年衰弱，是造成认知能力下降、骨折-跌倒、再次住院、预后不良等的危险因素。

3. 与其他病情的关联性　老年慢性肾衰竭者更容易合并的

疾病还有肌少症、蛋白质-能量消耗（PEW），重症者会患有恶病质状态。肌少症指四肢骨骼肌肉量减少，还伴有肌力（握力）降低或身体功能（一般指步行速度）降低，出现以上任何一个症状，或者同时出现两种症状时就可以做出诊断。针对蛋白质-能量消耗，诊断还包含"不明原因的体重减轻"。但是，与老年衰弱者一年内体重减少5%以上不同，蛋白质-能量消耗的诊断标准所用的是在3个月体重减少5%以上、半年内体重减少10%以上的更高标准值。

老年衰弱、肌少症和恶病质的关系密切。恶病质的诊断与老年衰弱一样，必须有不明原因的体重减轻，并以"12个月内体重至少降低5%"作为标准。如果是癌症患者需要满足：①在过去的6个月当中体重减少5%以上；②体重指数（BMI）<20kg/m^2，且体重减少2%以上；③满足肌少症的诊断标准，且体重减少2%以上。满足上述3项中的1项，就可以诊断为恶病质。

以老年透析者为主要人群的日本为例，2～3个透析者当中就有1人合并老年衰弱，造成认知障碍、跌倒-骨折、影响疾病预后的风险因素。一旦因肺炎或骨折等住院，会导致病情快速发展。因此，强调早发现、早介入至关重要。

介入内容包括：当透析者出现不明原因干体重下降时，需要向患者询问是否充足进食、是否积极生活、是否感到疲劳、上台阶时脚是否无力或疼痛、是否还能做家务等问题。如果出现上述情况，需要确认透析当日和非透析日的蛋白质摄取量和日常活动程度，并建议多增加必要的营养和运动（以步行为主），这些建议都是非常重要的。

对于每一个慢性肾衰竭的患者，在漫长的疾病发展过程中，即使不是老年人，也可能发生衰竭，我们建议在疾病发生发展的早期即应根据其自身情况制定一个营养膳食治疗计划，并根据其医治条件和社会背景随时调整。这个治疗计划至少每3～4个月更新一次。

在透析开始后就应经常给予营养指导，如果营养物质摄入不充分或营养不良，或有加重营养不良的负性事件或并发症存在，应每1～2个月或更为频繁地给予营养指导。对于长时间不能依靠饮食来满足蛋白质和能量需要的透析者，应接受营养支持治疗。在给予营养支持前，应对患者进行全面的营养评估，去除一切影响食欲、导致营养不良的潜在的可逆因素。加强营养支持，增加口服饮食的蛋白质和能量的比例。

若口服的营养物质不充分（包括营养补充制剂），在医疗条件许可下给予鼻饲。若不用鼻饲，则可采用透析中胃肠外营养（IDPN，针对血液透析）或经腹腔给予氨基酸（IPAA，针对腹膜透析）结合饮食来满足蛋白质和能量的需要。若透析中胃肠外营养或经腹腔给予氨基酸结合饮食调整仍不能满足蛋白质和能量需要，应考虑采用完全或部分胃肠外营养。

应定期监测和调整透析处方，以改善因并发症和蛋白质摄入增加而加重的尿毒症状态。

（张　凌）

第五节　个体化饮食管理——贫血

肾性贫血是慢性肾脏病，尤其是透析者常见的并发症之一，改善贫血对于患者的运动耐量、免疫功能及生活质量都有显著影响，对贫血患者的营养支持治疗也是纠正贫血的关键环节之一。

一、肾性贫血的发生机制

1. 促红细胞生成素（简称促红素）生成减少 造血过程主要发生在骨骼，而红细胞生成需要依靠促红素刺激产生，肾脏是促红素生成的主要场所。慢性肾脏病导致肾组织损坏，同时促红素生成不足导致红细胞生成减少。

2. 活动性失血 透析者通常有出血倾向，加上频繁抽血化验，血液透析过程少量失血，以及溶血因素（如透析用水不纯，含超标准的有机氯、氯胺、铜、硝酸盐等，以及未彻底冲洗管路中残留消毒液、低钠、高温透析液等）均可导致红细胞破坏增多而加重贫血。

3. 营养缺乏 慢性肾脏病患者长期低蛋白饮食、食欲不好、营养不良、造血原料摄入不足，如铁剂、叶酸、维生素缺乏等，也是造成贫血的原因，血液透析者每年因少量失血丢失1～3g元素铁。

4. 尿毒症毒素 尿毒症毒素可破坏红细胞，使红细胞寿命缩短，经过充分透析的尿毒症患者的红细胞寿命可恢复正常。

5. 继发性甲状旁腺功能亢进 甲状旁腺激素对贫血的影响主要通过：①作为尿毒症毒素直接抑制骨髓造血，并使红细胞寿命缩短；②导致高转运骨病，骨髓纤维化，抑制造血；③降低对促红素的反应性。甲状旁腺切除术后1周，患者造血功能增强，促红素浓度增加，血红蛋白增加，贫血改善。

6. 铝中毒 随着水处理系统的改善及不再应用含铝的磷结

合剂，透析者铝中毒的发生已明显减少。一旦发生铝中毒，铝可与转铁蛋白结合，干扰铁与血红蛋白的结合，影响血红蛋白的合成。当合并铝中毒时多表现为小细胞低色素性贫血。

二、肾性贫血的诊断

世界卫生组织关于贫血的定义：成人女性血红蛋白（Hb）<120g/L，成人男性血红蛋白<130g/L。但应考虑患者年龄、种族、居住地的海拔和生理需求对血红蛋白的影响。对于透析者的贫血应该首先进行评估，排除贫血的其他可能原因（消化道出血、妇女子宫出血、甲状腺功能低下、异常血红蛋白病、营养不良等），以及患者营养状态的评价。对于慢性肾脏病1~3期的患者，促红素缺乏通常不是贫血的唯一原因，因此，对于贫血通常应完善以下基本检查：血清铁蛋白（铁储备），转铁蛋白饱和度（铁利用）；血清维生素B$_{12}$、叶酸水平（红细胞生成原料）；C-反应蛋白（筛查潜在的炎症状况）；25-羟维生素D、甲状旁腺激素等。

三、肾性贫血的防治

1. 我们并不要求透析者的贫血要达到正常人范围，过高的血红蛋白会增加血液的黏滞性，发生血管瘘栓塞、心血管事件等。所以，肾性贫血治疗目标为血红蛋白不低于110g/L（血细胞比容>33%），目标值最好在开始治疗4个月后达到，不推荐血红蛋白在130g/L以上，但也要根据患者年龄、种族、性别和生理需求进行调整。对于年轻人、体力工作者、缺氧性肺部病变者可以适当高一些，对于老年人缺血性心脏病、充血性心力衰竭、糖尿病合并外周血管病变者不推荐血红蛋白>120g/L。

2. 肾性贫血的药物治疗

详见第六章第六节。

四、肾性贫血的饮食指导

1. 选择含蛋白质和铁元素丰富的食物，如动物血制品，肉类、奶类、蛋类、豆类，蛋白质是合成血红蛋白的重要原料，对慢性消耗性疾病和营养不良的患者应加强优质蛋白质的补充（可参考第四章第四节营养不良者的饮食指导）。

2. 选择含维生素B_{12}较多的食物。维生素B_{12}主要存在于动物的肝脏、肾脏及瘦肉中。

3. 选择含叶酸较多的食物。叶酸在绿色新鲜蔬菜、水果、蘑菇及动物的肝、肾中含量较高。应该注意食物加热时间过长可使叶酸的破坏增加（100℃加热超过15分钟叶酸破坏超过50%）。但透析者也要注意新鲜蔬菜水果、蘑菇、动物内脏中含钾和磷量多的问题。

4. 贫血纠正不良的透析者可通过改善食谱，如多食用猪血、鸭血等血制品来补充铁元素。

5. 口服铁剂时不宜与茶同饮，会影响铁的吸收。

6. 可应用铁制炊具烹调食物，多吃含维生素C丰富的食物和水果以增加铁的吸收。

7. 不推荐阿胶等成分不确定保健品，有可能会导致高钾或高磷血症。

（王　晶）

第五章

透析者的运动康复

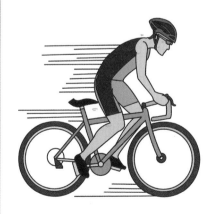

透析者需要运动康复，运动康复可以通过促进胃肠道消化功能改善，增加食欲，强健心脏功能，提高透析者的生理功能，降低透析的功能残疾率，降低心血管事件的风险，改善透析者的临床预后。

第一节　透析者运动康复计划的制订

透析者运动康复的基本原则：量力而行、循序渐进、持之以恒。多数透析者适合的运动强度为低、中等强度。生理功能差的老年透析者，开始时无法耐受较高强度的康复运动训练，可以先在物理治疗师的帮助下开始床上的运动，如翻身、坐位保持、肢体的主动及被动运动等，逐渐增加运动强度和时间。低强度运动可改善透析者的日常生活活动能力，而中等强度的运动才能达到改善心肺耐力的目的。

一般来说，透析者运动康复出现基本功能改善至少需要1～2个月（长至4～6个月），明显的改善要在维持运动训练6个月至1年以后。一旦运动训练中止，机体功能于数周内很快降至最初水平。因此，我们应该鼓励透析者长期坚持康复运动训练。

透析者可以自行进行运动康复，也可在物理治疗师指导下进行，一般包括以下流程：

1. 康复前评估　病情稳定的透析者至少每6个月进行一次生理功能评估，包括生理功能损伤的评估、活动/作业能力评估及活动量评估，开始运动康复前还需要评估患者的临床情况，判断有无运动康复的禁忌证。

2. **制定运动处方**　根据生理功能评估的结果结合患者自身的康复目标，为患者选择合适的运动处方。

3. **再次评估**　至少每4~6个月后再评估生理功能，重新调整运动康复方案，及时提供反馈，了解不良反应和依从性，监督和鼓励患者对处方的执行。评估时比较康复目标，根据目前的结果和患者的进步情况调整运动处方。

4. **巩固治疗**　一旦运动训练中止，机体功能于数周内很快降至最初水平。因此建议患者尽可能地坚持持续的运动训练。

（马迎春）

第二节　运动康复模式和方法

运动康复的模式包括透析间期家中运动，透析间期往返医院进行运动训练和透析中运动。透析间期家中运动主要是鼓励透析者循序渐进地增加日常生活活动（包括步行、骑车、做家务、园艺、跳舞等）的时间和强度。通过运动日记或计步器等一些简单的工具来监督透析者的执行情况。透析中运动可以在透析开始的前2个小时内进行，采用踏车进行30分钟的有氧运动，或者利用弹力带、沙袋等进行抗阻运动，也可以进行透析中卧位体操综合训练。透析中运动最好有专业的康复训练师指导，给患者制定个体化的运动方案，此外还需要透析室的医务人员的监督指导。

透析者常用的运动康复方法包括有氧运动、抗阻运动和灵活性运动。

1. **有氧运动**　有氧运动是指人体在氧气供应充分的情况下

进行的运动，可以改善透析者心肺功能。透析者每周坚持3～5次，每次至少30分钟的中等强度运动，如慢速骑车、以5～6km/h的速度步行、游泳、园艺等，可以达到临床获益（详见本章第三节）。

关于透析者运动的时间，非透析日适宜的运动时间为饭后2小时，如上午9～10点，下午4～5点，透析日可以选择透析中的康复运动，但不宜在透析前和透析后2小时内进行运动。

运动时应穿戴宽松、柔软的衣服、鞋帽，运动前测血压、脉搏，以了解是否可以进行运动。运动开始时先进行5～10分钟准备活动，如坐位伸腿运动、活动颈椎关节等，使四肢关节、韧带、肌肉逐渐适应，然后进行正式运动，最后再进行5～10分钟的放松运动。

关于透析者运动时的强度，我们推荐中等强度，主观疲劳感觉评分（Borg评分）（表5-1）在12～16分，即患者运动时稍稍有点累，但没有达到精疲力竭的状态。运动结束3～5分钟后测量心率和血压。

对于体力特别差的透析者主要建议其增加日常活动，虽然这类低强度的运动不能达到训练心肺能力的目的，但可以提高日常活动能力，改善功能性残疾。

表5-1　主观疲劳感觉评分（Borg评分）

15分记分法		
分值	感觉强度	方案
6	休息	无推荐
7	轻松舒适	
8	非常轻	准备阶段和结束阶段
9		

续表

15分记分法		
分值	感觉强度	方案
10	较轻	训练阶段
11		
12	稍累	
13		
14	累	
15		
16		
17	很累	减缓运动
18		
19	非常累	
20		

注意事项：透析者由于口服药物、心功能不全、心律失常等情况影响，最大心率不能准确提示运动强度，运动中出现下列情况提示运动强度过大，需要调整运动方案：①感觉无力或恶心；②持续疲劳不缓解；③失眠；④肌肉酸痛影响正常活动；⑤明显关节疼痛或僵硬。

2. 抗阻运动 抗阻运动指拮抗自身或外界阻力时进行的运动，如哑铃、弹力带、带重脚踝扣等，目的在于改善透析者的肌力和肌肉强度，增加肌肉容积等。上肢肌肉可以用自由重量哑铃或弹力绷带进行渐进抗阻运动训练如肩膊推举、肱二头肌弯曲、侧肩抬高、肱三头肌伸展等。下肢肌肉训练常采用带重脚踝扣或弹力带，进行腘绳肌伸展、收腹、仰卧屈髋、仰卧直腿抬高、半卧位髋关节屈曲运动、站位垫脚运动等。根据需要选择肌力训练的5～10个动作。

注意事项：推荐辅助用具为弹力带，若使用哑铃应加辅助带固定于肢体，避免运动中滑脱造成危险。透析者应避免动静脉内瘘侧肢体受压、负重。

3. 灵活性运动训练 该类运动主要增强颈椎关节、上肢和下肢关节、骶髂关节的活动性，便于步行、弯腰、下蹲等动作的完成。一般多与有氧运动训练相结合，在运动训练的准备和结束阶段进行，包括太极拳、广场舞、瑜伽等。

（马迎春）

第三节　运动强度标准

运动可以改善我们的精神状态，强化身体素质，降低心脏病、卒中、高血压、糖尿病、骨质疏松等多种疾病的发病风险，但运动也应循序渐进、科学运动，那我们怎么评判自己的运动强度呢？

通常可以用代谢当量（METs，也称梅脱值）表示身体活动的强度，是指以安静、坐位时的能量消耗为基础，即每千克体重静坐1分钟，消耗3.5毫升的氧气，这样的运动强度为1METs。METs越大，说明该项活动的运动强度越大。换算公式：热卡（kcal）= METs×3.5×运动时间（分钟）×体重（kg）/200。

例如：一个70kg的人，行走（METs3）1小时所消耗的能量= 3×3.5×60×70/200=220.5kcal。

通常，低强度运动≤3METs；中等强度运动为3～6METs；高强度运动≥6METs（图5-1）。这样便可以使得我们每天的运动消耗通过上述简单的计算变成具体的能量数值，从而更加准确地了解自己每日的运动强度。

METs1 休息 	METs2 沐浴、洗衣、煮饭等家务；散步、打保龄球、瑜伽、做体操等 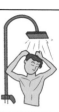
METs3 打扫、一般行走、社交舞等 	METs4 整理庭院花草、稍快步行走、做体操、缓慢游泳等 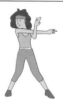
METs5 快步行走、桌球、舞蹈、打高尔夫、溜冰等 	METs6 慢跑、游泳、打排球 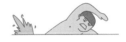
METs7 登山、连续爬楼梯、踢足球、打篮球等 	METs8 手球、跳绳、有氧体操、赛跑（150m/min） 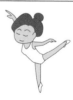
METs9 快速爬楼梯、骑自行车（20km/h）、赛跑（170m/min） 	METs10 马拉松、柔道、拳击、赛跑（200m/min） 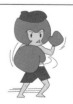

图5-1　不同运动形式梅脱值

（张　凌）

第四节 运动康复实施的安全与禁忌

运动康复对透析者的益处已经越来越多地受到重视。但是运动也是存在风险的，透析者要遵循适合自己的运动方案，科学运动。运动最常见的风险是骨骼肌肉损伤，最严重的风险是心血管事件。

一、透析者运动康复的禁忌证

1. 严重水肿：建议以休息为主，控制病情后再考虑运动康复。

2. 血压异常：严重的高血压（如血压超过180/100mmHg），或低血压（<90/60mmHg），或血压波动较大时也不适合运动。

3. 喘憋：心功能不全急性期、肺部感染等心肺部疾病导致的缺氧状态不建议运动。

4. 反复胸痛、胸闷：不活动或轻度活动即出现反复胸痛、胸闷，提示可能存在心肌缺血，运动风险增高。

5. 严重肌肉痉挛、骨痛、关节痛。

6. 深静脉血栓的症状，如小腿不正常的水肿，发红和疼痛时要暂缓或停止运动。

二、透析者运动康复安全注意事项

1. 血糖>13.8mol/L（250mg/dl）或<5.5mol/L（100mg/dl）

时暂缓运动。

2. 糖尿病或低血糖倾向的患者应该在运动前、运动时和运动后测量指血糖，同时备好高血糖指数的点心。

3. 如果有开放性伤口及没有愈合的溃疡时应该避免游泳及负重运动，直至完全愈合，血液透析者在透析后12小时以上可以游泳，腹膜透析者在主管医生指导下选择运动方式。

4. 告知患者如何避免引发瓦尔萨尔瓦动作反应，特别是在抗阻运动时，防治诱发心律异常。

5. 如果规律运动的患者持续出现透析及运动后的低血压和不适时需要调整药物剂量。

三、运动康复的阻碍

透析者康复运动实施的阻碍包括患者因素，医护人员因素及设施环境因素。

1. 多数肾脏科医护人员没有把运动康复作为透析者的综合管理项目，很少去建议患者运动。事实上，大部分的医护人员已经认识到运动康复对透析者的诸多益处，没有在临床实践中实施很重要的原因是没有指南性的意见因而不知道如何给出合适透析者的运动处方。

2. 透析者存在多种合并症，临床往往表现虚弱、纳差、倦怠，缺乏运动康复的动力。需要医护人员通过调整药物及透析方案、纠正贫血、心功能不全等并发症帮助透析者创造运动康复的条件，对透析者鼓励和教育，告知他们运动康复的益处，激励透析者持之以恒进行运动训练。

3. 透析中心的康复设备和医护人员的支持对透析中心的康

复实施尤为重要。伴随着医护人员对透析运动康复的认识和重视，透析中心运动康复的设施和人力资源（如康复训练师等）逐渐完善，越来越多的透析中心把康复管理纳入透析者的综合管理中。

（马迎春）

第六章

透析者饮食管理 常备药物

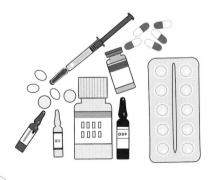

透析者除了需要坚持规律透析、适当康复锻炼，原发病及并发症的药物治疗也是必不可少的保证。配合饮食的常用药物有降钾药物、钙磷代谢管理药物、改善贫血相关药物及能量合剂等。

第一节　降钾药物

高钾血症是透析者常见的并发症之一，约10%的血液透析者发生过高钾血症。当体内血钾的浓度大于5.5mmol/L即被诊断为高钾血症，其早期症状常有四肢及口周感觉麻木，极度疲乏，肌肉酸疼，肢体苍白湿冷，血钾浓度大于6.5 mmol/L就会对心脏有抑制作用，可能发生心律失常导致心搏骤停，若抢救不及时，随时会危及患者的生命。

高钾饮食是引发血液透析者高钾血症的主要原因，其他原因有药物因素，如ACEI/ARB类降压药、便秘及透析不充分等，透析者一旦出现高钾血症，应停止经口或静脉的含钾饮食及药物，立即进行血液透析是治疗高钾血症最有效的方式。此外还有降钾药物可以通过与肠道中的钾离子结合共同排出体外，起到降低血钾的目的。目前常用的降钾药物主要为降钾树脂，成分为聚苯乙烯磺酸钠/聚苯乙烯磺酸钙（可利美特）。服用方法：成人每次15～30g，每日服1～2次或遵医嘱。服用时可将降钾树脂粉末混悬于100ml水中，搅匀后口服，也可以灌肠应用，同时应该积极监测血钾水平，必要时重复服用。

（张翠芳）

第二节　肠道磷结合剂

肾脏是磷排泄的主要器官，当肾功能受损时，排磷能力下降，当血磷水平超过1.45mmol/L时，即可诊断为高磷血症。

高磷血症不会像高钾血症那样导致患者快速死亡，但长期血磷水平的升高也与透析者死亡率密切相关，会引起患者皮肤瘙痒、骨痛、抽搐、甲旁亢快速进展，甚至造成软组织或关节钙化，心血管钙化导致心血管事件发生等。

控制血磷浓度除了限制食物中的磷及充分透析，还建议使用肠道磷结合剂治疗，磷普遍存在于食物当中，当食物被摄入时，在胃部或者肠道食物中的磷被释放出来，在小肠中被人体吸收进入血液，磷结合剂像磁铁一样在胃肠道将磷吸附住，再经粪便排出体外，从而起到降磷的目的。

目前我国市场的磷结合剂主要分为两大类：传统的含钙磷结合剂和新一代不含钙磷结合剂。

当血钙浓度小于2.5mmol/L，可给予含钙磷结合剂。这类药物主要包括碳酸钙和醋酸钙，它们在慢性肾脏病矿物质及骨代谢异常的治疗中发挥两种作用。在慢性肾脏病早期，可能会出现比较明显的低钙血症，这时候服用这类药物是为了补钙，且需要空腹或餐后吞服；而随着肾衰竭的进展，高磷血症出现了，服用这类药物主要是为了降磷，此时碳酸钙请务必在餐中嚼服，与食物一起咀嚼，让钙与食物中的磷充分混合，这样才能起到最大的降磷效果而减少血钙升高的风险。但是有患者抱怨自己牙口差嚼不动或者碳酸钙的口感实在是不好，也可以用擀面杖擀碎，再把药粉撒到饭上，同饭一起吃。醋酸钙比较硬，不易咀嚼，只需在餐中吞服就可以，口感也会好于碳酸钙。相比较而言，醋酸钙结合磷的作用较碳酸钙略强，升高血钙的风险略低。两者共同的副作用都有高钙血症、增加转移性钙化（如血管钙化、心脏瓣膜钙化、皮肤钙化等）的风险，因此在治疗中需要监测血钙，同时要求每日元素钙摄入不能超过2000mg。此外，部分患者有胃肠道不适的副作用，如恶心、呕吐、腹泻或便秘。但下列四类人群不建议使用含钙的磷结合剂：①持续或者反复发生高钙血症者；②动脉钙化者；③甲状旁腺激素水平持续过低者；④无动力型骨病患者。

血钙大于2.5mmol/L时，降磷治疗建议使用不含钙磷结合剂。

碳酸镧是含有镧元素的不含钙磷结合剂，国外大量临床研究未发现镧元素对人类有不良反应。服用方法：推荐起始剂量250mg/次，每日三次，餐中嚼服或碾碎服用，请勿整片吞服。初期服用须观察服用后有无胃肠道反应，耐受后可增加到500mg/次（1粒）。当血磷浓度在1.78～2.42mmol/L时，建议500mg/次（1粒），每日三次；当血磷浓度大于2.42mmol/L时，1000mg/次（2粒），每日三次，监测血磷改变，每2～3周逐渐调整使用剂量，直至血磷达到可接受的水平，此后定期监测血磷。此药副作用也有胃肠道不适，当腹部X线检查时可见散在胃肠道的强光点，为镧金属的沉积物，在停药一段时间后会自行排出，不必多虑。

碳酸司维拉姆是不可吸收的阳离子多聚体，它通过离子交换而与食物中的磷酸盐结合，并通过粪便排出。服用方法：推荐起始剂量为每次400～800mg（1～2粒），每日三次，随餐服用（可以整片吞服）。当血磷为$1.78\sim2.42$mmol/L时，1粒/次，每日三次；当血磷大于2.42mmol/L时，2粒/次，每日三次。剂量调整：监测血磷水平，并根据血磷水平达标情况决定是否需要调整剂量。剂量调整的间隔为$2\sim4$周，每次剂量调整幅度为1粒（每餐剂量增加1粒），直至达到可接受的血磷水平。此后则定期进行血磷监测。该药还有轻微结合胆汁酸和胆固醇的作用，更适合高胆固醇血症患者，其副作用也是胃肠道不适。

与含钙的磷结合剂相比，不含钙的磷结合剂如司维拉姆、碳酸镧主要优点是不增加钙负荷，其降磷效果并没有明显差异，高磷血症患者并不能因为服用了磷结合剂而放松饮食限制，当食用含磷量高的零食，如干果、咖啡、茶等，也应该随餐增加磷结合剂的使用。

其他不含钙的磷结合剂还有氢氧化亚铁、烟酰胺、枸橼酸铁和氢氧化铝。但这些药物在临床上使用率不高。

氢氧化亚铁：是一种可咀嚼的磷酸盐结合剂，适用于肾小球滤过率＜15ml/（$min\cdot1.73m^2$）的患者，也有补充铁剂、纠正贫血的作用。服用方法：起始剂量为一次2.5g，一日3次，随餐服用；如果剂量表示为元素铁，则一次500mg（元素铁），一日3次，随餐服用。不良反应主要为胃肠道反应（腹泻、恶心、产品味道异常、便秘和呕吐）。

烟酰胺是烟酸（维生素B_3）的代谢物，可通过减少胃肠道对磷酸盐的吸收而降低血磷水平。服用方法：起始剂量为500mg/d，常见皮肤潮红和瘙痒，偶见头晕、恶心、食欲缺乏等，但可逐渐适应，症状自行消失。国外文献报道最大剂量为1500mg/d，国内文献报道较少，通常作为其他磷结合剂的辅助药物使用。

枸橼酸铁：可有效降低血清磷酸盐浓度，并且可能增加血清铁水平。但是已有发现枸橼酸盐可增强铝的吸收，从而增加铝中毒的风险。因此，推荐透析的患者避免使用含枸橼酸盐的产品。

氢氧化铝：应避免对所有透析者使用氢氧化铝，除非作为急性肾损伤的重度高磷血症的短期治疗（为期4周的单个疗程）。含铝的磷结合剂可导致铝中毒，并且透析无法清除铝，该类药物目前已淘汰。铝中毒的主要表现是维生素D抵抗性骨软化症、小细胞性贫血、骨和肌肉疼痛及痴呆。

（张翠芳　张　凌）

第三节　活性维生素D

活性维生素D及其衍生物通过与肠道和甲状旁腺的维生素D受体结合，升高血钙、抑制iPTH合成和分泌。初始用药：CKD3期，iPTH浓度高于70pg/ml；CKD4期，iPTH浓度高于110pg/ml；CKD5期，iPTH浓度高于300pg/ml，开始使用活性维生素D治疗。日本透析医学会继发性甲状旁腺功能亢进管理（SHPT）指南认为CKD5期在iPTH为60～180pg/ml时患者死亡率最低，即推荐iPTH浓度高于180pg/ml就开始治疗。

治疗前必须检查iPTH和血钙、血磷水平。当血钙正常或偏低（<2.5mmol/L）、iPTH升高时是使用活性维生素D的最佳时机。治疗过程中应严密监测血钙、血磷水平，要强调安全治疗，防范骨外转移性钙化。关于iPTH的合理治疗靶目标在CKD不同分期的要求见表6-1，初始治疗应该基于血钙、血磷水平并预测治疗期间不

会明显升高和加重血管钙化。

表6-1　CKD不同阶段iPTH、血钙、血磷控制的靶目标

CKD分期	iPTH目标（pg/ml）	血钙目标（mmol/L）	血磷目标（mmol/L）
3	35～70	2.37～2.45	0.87～1.49
4	70～110	2.37～2.45	0.87～1.49
5	150～300	2.10～2.37	1.13～1.78

活性维生素D的使用方法：①小剂量持续疗法：主要适用于轻度甲旁亢或中重度甲旁亢维持治疗阶段。用法：0.25μg，每天一次。②大剂量冲击疗法：主要用于中重度甲旁亢，iPTH>（300～500）pg/ml，每次1～2μg，每周2～3次口服或静脉注射。治疗中剂量调整：①iPTH降低至目标范围，减少原剂量的25%～50%。②iPTH无明显下降，增加原剂量的50%，或由小剂量持续疗法改为大剂量冲击疗法。③治疗4～8周后iPTH仍无下降，并出现血钙、血磷乘积升高，考虑骨化三醇治疗抵抗，应该停止治疗。

活性维生素D治疗的监测：①CKD3、4期患者：治疗的前3个月内至少每月监测血钙、血磷1次，以后每3个月1次。iPTH监测：治疗的前6个月内至少每月1次，以后每3个月1次。②CKD5期患者：治疗的前1～3个月内至少每2周监测血钙、血磷1次，以后每个月1次。iPTH监测：治疗的前3个月内至少每个月1次，达到目标范围后，每3个月1次。由于活性维生素D治疗过程容易发生高钙、高磷血症，需要增加血钙和血磷监测频度，也可以配合低钙透析液避免高钙血症发生。

阿法骨化醇和骨化三醇的疗效类似，也有报道阿法骨化醇由于不经过肠道吸收，可以减少高钙血症，由于阿法骨化醇需要经

过肝脏代谢转变为1,25-二羟维生素D_3，肝功能异常的患者应该慎用大剂量冲击疗法。

活性维生素D有口服制剂和静脉制剂之分，冲击治疗是为了帮患者更好地降低iPTH，需要大剂量2～7μg，每周2～3次口服或静脉注射，口服可能有增加胃肠道不适的副作用，而静脉制剂更适合血液透析者，可以减轻口服药导致的胃肠道不适，减少高钙高磷风险，还可以直接作用于甲状旁腺组织，疗效更佳，但需要注意的是，极少数人可能会有皮疹等过敏反应。

为了减少活性维生素D治疗产生的高血钙和高血磷，近年来，出现了新型的维生素D类似物，也称活性维生素D衍生物，它们同样具有刺激维生素D受体，抑制iPTH的作用，且仅作用在甲状旁腺，不激活全身维生素D受体，较少导致高血钙和高血磷，主要产品有帕立骨化醇。此类药物使iPTH下降50%需要的时间明显缩短，而且临床发生高血钙和高血磷较骨化三醇更少。

代表性药物如帕立骨化醇注射液，在血液透析时静脉注射，每次0.04～0.10μg/kg。在初始治疗/剂量调整期间需要密切监测血钙、血磷（每周2次），待建立维持治疗目标范围的稳定剂量后，每个月监测1次。iPTH水平应至少每3个月检测一次，在剂量调整期间应更密切监测。需经常调整剂量以达到iPTH的治疗目标。监控钙磷乘积维持在<65mg^2/dl^{2}水平。如发现钙磷乘积升高至65mg^2/dl^{2}以上，则立即降低剂量或暂停治疗，直至指标恢复正常。当iPTH水平降低幅度大于30%但不足60%，或iPTH水平处于1.5～3倍正常上限值范围内，药物剂量需要长期维持。通常根据建议剂量调整方案，每2～4周调整2～4μg。

（张　凌）

第四节 拟钙剂——西那卡塞

拟钙剂（又称钙敏感受体激动剂，商品名西那卡塞，盖平）可降低患者血钙，同时显著降低PTH水平，抑制甲状旁腺增生，有利于应用含钙的磷结合剂，也可以和维生素D类药物联合使用，尤其适用于活性维生素D治疗无效的重度甲旁亢患者，也被称为"化学性切除甲状旁腺"，是近年临床甲旁亢药物治疗的里程碑，西那卡塞不仅可以有效降低PTH，同时也可以减小增生的甲状旁腺的体积，在日本等发达国家，由于此药的上市已经明显减少了甲状旁腺切除术比例。

西那卡塞，首次服用剂量25mg/d，两个最常见的不良反应是低钙血症和胃肠道不适。低钙血症一般无症状，需要监测血钙水平，必要时监测心电图了解有无QT间期延长。低钙血症可以通过调整透析液钙含量或使用含钙的磷结合剂、活性维生素D或降低西那卡塞的剂量，从而缓解。另一个常见的副作用是胃肠道不适，如胃胀、胃痛、腹泻等，所以建议晚饭后服用，或联合应用胃肠道保护剂，如吉法酯、奥美拉唑等，有助于减轻消化道症状。

（张　凌）

第五节 营养性维生素D

维生素D是一种脂溶性维生素，有五种化学形式，其中对人体最重要的是维生素D_2和维生素D_3。皮肤含有一种7-脱氢胆固醇，经阳光（紫外线）照射后，生成维生素D_3，维生素D_2是植物体经紫外线照射而产生的。两者人体内的代谢途径和生理作用无差别，因此将两者均称为维生素D，也就是营养性维生素D。人体内自身合成和食物来源的维生素D，经血液循环进入肝脏转化为25-羟维生素D，再进入肾脏，转化为1,25-二羟维生素D，也就是我们熟悉的骨化三醇，在体内产生各种生理作用，称为活性维生素D。

近年来人们发现维生素D的生理作用已不仅局限于骨骼健康，它也在降低许多慢性疾病风险中发挥作用，活性维生素D在体内具有调节体内钙、磷水平，参与骨骼代谢，降低甲状旁腺激素水平，阻止甲状旁腺增生作用，它与免疫系统、细胞增殖和分化及其他内分泌器官等之间都有重要关系，目前研究发现血清25-羟维生素D水平与慢性代谢性疾病（糖尿病）、心血管疾病、免疫系统疾病、炎症和肿瘤的发生均相关。多项研究显示，维生素D缺乏在全世界范围内很常见，维生素D缺乏人群可能高达10亿，老年人、慢性肾脏病患者、孕妇、儿童、纯母乳喂养婴儿、肥胖者等均是维生素D缺乏高危人群。血清25-羟维生素D是维生素D在体内存在的主要形式，是测定维生素D水平的最佳指标，目前各地医院已普遍开展，根据25-羟维生素D指标情况来判断是否存在维生素D缺乏。

维生素D缺乏：25-羟维生素D＜15ng/ml，容易导致佝偻病，引起骨骼代谢疾病，如骨质疏松、PTH升高等。

维生素D不足：25-羟维生素D 15～30ng/ml，会引起甲状旁腺激素升高、亚健康。

维生素D充足：25-羟维生素D 30～100ng/ml，可满足机体需要。

维生素D过量：25-羟维生素D 100～150ng/ml，容易引起尿钙增加、肾结石等。

维生素D中毒：25-羟维生素D＞150ng/ml，可引起头痛、腹痛、恶心呕吐，胰腺炎，金属味觉，多饮多尿，脱水，血钙或尿钙增加、肾结石或肾脏血管钙质沉着。

2010年美国医学科学院推荐不同年龄段人群维持骨骼健康所需的维生素D，膳食参考摄入量为每天400~800IU，成年人最大可耐受量为每天4000IU，而实际上维生素D有更加广泛的非骨骼作用，所以维持正常维生素D水平需要每日摄入1000~2000IU。补充维生素D可以通过增加富含维生素D的食物摄入及增加日光照射来补充，但在实际日常生活中及肾病患者治疗过程中，由于环境污染、皮肤老化，晒太阳补充，很难达到足够的补充量，因此服用营养维生素D制剂就是最简单、直接、有效的办法。维生素D属于营养品范畴，几乎没有不良反应，但对于高钙血症患者还需要监测血钙值。

对于营养性维生素D补充方法，目前尚无统一的标准。多数专家的建议如表6-2所示。

表6-2　维生素D缺乏及补充剂量

维生素D	血清25-羟维生素D	建议补充剂量
缺乏	＜15ng/ml	每日补充2000~4000IU
不足	15~30ng/ml	每日补充1000~2000IU
充足	30~100ng/ml	不补充或每日补充400IU维持剂量（3~6个月复查）
过量	100~150ng/ml	暂停补充（3~6个月复查）
中毒	＞150ng/ml	

注：25-羟维生素D单位换算：1ng/ml=2.5nmol/L；维生素D单位换算：1μg=40IU。

肝肾功能正常者，更建议补充营养性维生素D（维生素D_2或维生素D_3），而不是活性维生素D（骨化三醇、阿法骨化醇），同时可定期检测25-羟维生素D水平，避免维生素D过量补充。需要注意的是，市场上复合的维生素D营养品都含有钙和磷，或维生素A，可能并非我们透析者需要的，要注意防止过量。

慢性肾病患者与健康人群相比，存在更加严重的维生素D缺乏，究其原因，主要与长时间缺少户外阳光照射；CKD饮食的限制减少了维生素D的摄入；大量蛋白尿患者（24小时尿蛋白>3g），尿中丢失25-羟维生素D结合蛋白等因素有关，随着慢性肾衰竭加重，肾病患者体内不仅25-羟维生素D缺乏，因肾脏生成活性维生素D能力降低，导致患者特别是透析者体内活性维生素D严重缺乏，引起低钙、高磷、继发性甲旁亢、肾性骨病。此时，我们必须给予充足的活性维生素D制剂（骨化三醇、阿法骨化醇、帕立骨化醇）作为药物治疗甲旁亢、肾性骨病，降低甲状旁腺激素，但也应该同时认识到患者体内25-羟维生素D的缺乏，肾病患者在应用活性维生素D制剂后，是无法提高体内25-羟维生素D水平的，且大量应用活性维生素D，有加重体内25-羟维生素D缺乏可能，因此我们在应用活性维生素D治疗甲状旁腺功能亢进时，也应当同时补充营养性维生素D的不足。

提高25-羟维生素D的水平主要有营养性维生素D_2和营养性维生素D_3，两者在体内的作用目前认为一致的，前者主要是植物提取的，后者是动物提取的。目前由于环境污染，雾霾会导致中波紫外线被吸收，另外透析者皮肤老化，往往晒太阳补充25-羟维生素D的作用大打折扣。也有研究显示，甲状旁腺功能亢进的环境下，甲状旁腺激素可通过减少肝脏羟化酶的活性来减少肝脏合成

25-羟维生素D的水平，继发性甲状旁腺功能亢进与维生素D缺乏形成恶性循环，所以建议透析者常规补充营养性维生素D。至于补充D_2还是D_3都是可以的。

（张　凌）

第六节　改善贫血药物

口服铁剂：常见的有硫酸亚铁、富马酸亚铁、琥珀酸亚铁（商品名：速力菲）。常用剂量为每天200mg。虽然空腹铁吸收率较高，然而其副作用可能更严重，特别是消化不良和腹胀，其余还有便秘、腹泻和粪便在肠道变黑，所以通常建议每次餐后1.5小时口服，但需要注意分辨黑便是因为口服铁剂的原因还是存在上消化道出血的情况。另外，在胃pH增高的情况下铁的吸收会减少，如同时使用抑酸剂（碳酸氢钠）或H_2受体拮抗剂或质子泵抑制剂，口服铁剂的吸收率会降低。茶中的鞣酸也可以影响铁的吸收，口服铁剂者不宜饮茶。铁的缓释剂多糖铁复合物（商品名：力蜚能）可以很大程度地减少铁在胃里的释放，从而达到缓解消化不良的目的。反映铁水平的指标包括转铁蛋白饱和度（TSAT）（应维持在30%～50%）和血清铁蛋白（应维持在400～800ng/ml）。如果透析者口服补充铁剂不能达到这个水平，应该通过静脉途径补充铁（肌内注射铁可引起疼痛和皮肤染色，因此通常选择静脉途径来补充）。

静脉铁剂：静脉输注的铁剂通常有蔗糖铁注射液、右旋糖酐铁注射液和葡萄糖酸铁等。静脉铁剂避免了口服铁剂的不良反应，增加了铁的直接吸收，但是也存在过敏反应、输液反应、感染、氧化应激等风险。首次静脉滴注铁剂时应缓慢静脉注射一次小剂量（如成年患者25mg），观察不良反应，如无不良反应可按说明书继续应用。需要注意的是，对于接受静脉维持铁剂治疗者，无须再给口服铁剂，因为此时口服铁剂已极少吸收，可忽略不计。

重组人红细胞生成素（促红素）对红细胞生成有特异的刺激作用。常用商品有济脉欣、利血宝、罗可曼、益比奥、赛博尔，剂型分别有2000IU、3000IU、4000IU、5000IU、10 000IU不等。

促红素的治疗原则：

1. 慢性肾衰竭患者，血红蛋白＜10g/L，血细胞比容＜30%为治疗适应证。

2. 治疗前需评估患者的铁代谢情况，包括血清铁、转铁蛋白饱和度和总铁结合力。

3. 对于小细胞性贫血，若铁代谢正常，需考虑铝中毒或珠蛋白生成障碍性贫血（地中海贫血）可能。

4. 接受促红素治疗同时，应严格饮食限磷。

5. 起始治疗或促红素剂量调整阶段，应每1～2周检测血红蛋白/血细胞比容，达到靶目标或促红素剂量恒定阶段，每1～2个月检测血红蛋白。治疗3个月内每月复查铁代谢情况，以后每3个月至少复查1次。

6. 最有效的给药途径为皮下注射，且每次应更换注射部位，血液透析者最方便的给药途径为静脉注射。

7. 治疗起始剂量，皮下用药为每周80～120IU/kg，分2～3次给药；静脉用药为每周120～150IU/kg，分3次给药。不能采用皮下或静脉注射的腹膜透析者可考虑腹腔内用药。

8. 每月血红蛋白升高幅度为10～20g/L，血细胞比容每周升高

1%，一般为0.5%～1.5%，一直达到靶目标。

9. 促红素治疗2周后，血细胞比容增加不足2%，促红素剂量增加50%。若血红蛋白/血细胞比容每月增加超过30g/L，或者达到靶目标，促红素用量减少25%。维持治疗剂量应为诱导透析治疗期剂量的2/3，若血红蛋白每月变动大于10g/L，应酌情增加或者减少促红素的25%。对于"快反应者"，停用促红素1～2周后，以原剂量的75%重新开始。

10. 高血压不是促红素治疗禁忌证，但要避免促红素导致血压进一步升高。

新型红细胞生成刺激蛋白（NESP）是主要红细胞刺激蛋白，比促红素更具稳定性且半衰期明显延长，为促红素的2～3倍，每周仅需使用1次。

持续性红细胞生成受体激动剂（CERA）是理想型红细胞生成素，较促红素给药频率减少，可每2周给药一次，无明显不良反应，目前尚未检测到抗CERA抗体，且与之前使用的促红素亦无交叉反应。可能在未来贫血治疗中减轻透析工作的负担。

（王　晶）

第七节　能量合剂

一切生命活动都需要能量，以支持人体内物质代谢的合成反应、肌肉收缩、腺体分泌、保持体温等，应激状态、炎症反应会使能量消耗增加。能量来源于我们日常的饮食摄入，食物中的蛋白质、碳水化合物、脂肪是三大供能的营养物质。所以，能量补充对我们很重要。调查研究显示，92%的透析者能量摄入不足推荐水平。原因在于透析者的能量消耗高于正常人，且透析者透析当天的能量消耗高于非透析日。引起透析者能量不足的原因还有很多，如尿毒症本身的原因，由于毒素的聚积引起摄入减少、代谢性酸中毒、细胞能量代谢异常等所导致的能量不足；再有是与透析相关的因素，如营养素从透出液中丢失、从透析液中吸收葡萄糖进而抑制食欲等而导致的能量不足；还有一些其他因素，如共存疾病、胃肠道疾病、年老等都可能引起能量不足，进而出现心血管疾病、感染风险增加、住院频率高及住院时间长、生活质量下降，患者表现为虚弱、抑郁，同时死亡风险也增加。

目前市面上适合透析者补充能量的食物有麦淀粉、藕粉等。一般不主张应用含高钾和高磷的肠内营养剂，如肠内营养乳剂（瑞代）等，建议选用非高钾非高磷的营养能量补充剂如费瑞卡。费瑞卡是德国原装进口产品，是透析者补充能量的理想选择，具备透析者补充能量食物的所有特点：高能量、低水分、无磷、无钾、无蛋白。费瑞卡是高能营养补充剂，能量密度是同类产品的5倍，每毫升能够提供5kcal的能量，且96.8%的能量源于好脂肪，可从菜籽油中提炼，即中链甘油三酯及长链甘油三酯。在中、长链甘油三酯中含有的不饱和脂肪酸（n-3不饱和脂肪酸）可降低甘油三酯、低密度脂蛋白胆固醇水平，升高高密度脂蛋白、胆固醇水平。中链甘油三酯可降低血脂浓度，改善脂蛋白水平及载脂蛋白水平。由此可见，费瑞卡在补充能量的同时还可以改善脂代谢异常。费瑞卡服用一次剂量最多仅为40ml，可提供200kcal的能量，不影响食欲和总能量的摄入，低容量可避免水潴留的发生。费瑞卡中不含有磷和钾，所以不会引起透析者摄入过多的钾或磷，不会引起高钾血症或高磷血症。费瑞卡中无蛋白，不会增加肾功能负担，也不影响饮食中优质蛋白的摄入计算。费瑞卡中含有维生素K_1，具有抗血管钙化作用，从而降低患者的死亡风险。费瑞卡中含有维生素E，终末期肾病患者补充维生素E，具有抗氧化作用，可减少心血管事件的发生风险。总的来说，费瑞卡是为透析者量身定制的营养补充剂。

直接口服能量补充剂（费瑞卡），比食物操作起来方便快捷。能量补充剂（费瑞卡）服用方法：开盖直接服用，30~40ml/次，3次/日，餐后1小时内服用。建议患者由20~30ml/次逐渐增量到40ml/次，提高可耐受度。也可将该能量补充剂与食物混合使用，加入蔬菜、水果沙拉中，或涂抹在面包上，或加到早餐粥中，或加入牛奶中均可。保存方法：费瑞卡中不含有任何防腐添加剂，所以开瓶后应立即食用。开瓶后，室温下可储存24小时，冰箱冷藏可储存14天。未开瓶以瓶身上保质期为准。

复方α-酮酸（开同）是透析者常用的补充必需氨基酸、改善营养状态的药物。在一些透析者，单纯口服复方α-酮酸并不能改善患者的营养状态，其主要原因是因为这些患者的热量摄入不足。透析者能量供给不足时，摄入的蛋白质可通过糖异生途径提供能量，同时机体组织中的氨基酸也补充消耗，加重氮质血症，组织蛋白合成只在有足够能量供给时才能顺利进行。对这样的患者，推荐复方α-酮酸和费瑞卡联合口服，费瑞卡可提供充足的热能，保证复方α-酮酸供给必需氨基酸，提高蛋白质的利用率，改善患者的营养状况。但需要注意该药每片含钙50mg，如每日口服15片就会增加750mg元素钙的摄入，应该注意避免高钙患者服用。

（王 晶）

第八节 其他药物

左卡尼汀（又称左旋肉碱），是一种可以被透析清除的小分子物质，也算人体内的一种维生素，人体内约含20g。人体内左卡尼汀的来源为食物和肝肾合成，其中食物是主要的来源。在日常的食物中，牛羊肉中的含量是最高的。左卡尼汀可以促进长链脂肪酸代谢，为机体运动提供更多的能量。透析者因食物限制，导致左卡尼汀摄入不足，合成减少，还会因透析出现丢失。因此透析者常会缺乏左卡尼汀。左卡尼汀缺乏会导致透析者营养不良、疲劳乏力、抽筋、低血压，严重时可导致心血管事件。因此透析者可在每次透析完成后，进行5~10g的静脉注射补充，对于饮食合理的透析者不必补充。

醋酸甲地孕酮是孕激素类药物，可改善恶病质、营养不良者食欲，增加体重。用药方法：①一般剂量：160mg，每日1次口服。②高剂量：160mg，每日2~4次。不良反应：较轻，主要是体重增加。可用于严重营养不良、食欲缺乏、衰弱、恶病质患者。使用禁忌：对本品过敏者禁用，对伴有严重血栓性静脉炎、血栓栓塞性疾病、严重肝功能损害和因骨转移产生的高钙血症患者禁用。

（王 晶）

第七章

透析者的自我管理

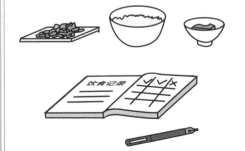

第一节 透析者的饮食原则

当成为一名透析者以后，生活与以前会有很大不同，除了需要规律透析以外，最大的不同就是饮食需要限制了，需要学习相关知识，更需要自我控制，但只要注意到了，照样可以和常人一样享受幸福生活。

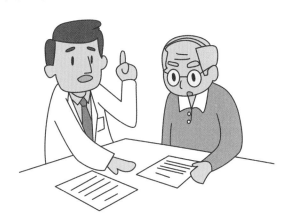

饮食取决于其自身情况，个体差异的存在，决定了饮食的"个体化"。当肾脏功能发生变化时，从有尿到无尿时，也要注意随之调整饮食。通过阅读本章的内容，希望大家能够知晓三件事：

1. 只要掌握了原则，就可以根据自己的饮食习惯"变换"营养食谱。

2. 合理、健康的营养治疗是机体保持最佳状态的保障。

3. 有任何疑虑，可以及时咨询透析室医生、护师和营养师。

一、原则：一加四限

1. 增加蛋白质摄入　透析者需要摄入的优质蛋白质（牛肉、猪肉、羊肉、鱼、虾、贝类、鸡肉、鸡蛋等动物来源）占总蛋白质摄入量的50%～70%，充足的能量是保证蛋白质有效利用的前提，有时需要补充营养补充剂（详见第三章第二节）。

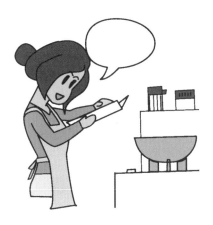

2. 限钾　钾的摄入量根据具体病情决定，一般参考摄入量<2000mg/d。大多数食物都含钾，其中水果和蔬菜中的钾是最容易控制的。我们应该清楚各种食物的含钾量，以便做出选择（表7-1）。浸泡是高钾食物除钾的有效办法：将蔬菜去皮、切片、洗净，放入温水中，水的体积应是蔬菜的4倍以上，浸泡1小时后，将水倒掉，再次冲洗即可；干豆类应按前面的方法，煮熟后切碎，浸泡和冲洗（详见第三章第三节）。

3. 限盐　透析者控制每日钠摄入，警惕并避免高盐食物，如速冻食品、罐装或干制食品、"快餐食品"，盐渍的肉类如火腿、香肠、午餐肉等（表7-2）。且不能食用低钠盐，这种盐含钾量极高，可造成高钾血症（详见第三章第四节）。

4．**限磷**　人体所摄入的食物大部分都含有磷，尤其是蛋白质类的食物。每天只能摄入不超过250ml的牛奶。当血磷水平高时，需要限制以下食物，如奶、海鲜、肉、麸类、干豆类、坚果（表7-3）（详见第三章第五节）。

5．**液体**　我们每天吃进去的食物都是含有水分的，只是有多有少。对于每一位透析者应先测定其排水量（尿、大便和出汗），才能估算其应该摄入的水量。每周透析次数不一样，水的摄入量是不一样的（详见第三章第一节）。

表7-1　含钾食物"红""黄""绿"

	绿——低钾 30～150mg/100g	黄——中钾 150～300mg/100g	红——高钾 300～450mg/100g
水果类	荔枝、杨梅、李子、金橘、猕猴桃、甜瓜、芒果、草莓、枇杷、柚子、葡萄（均值）、人参果、梨（均值）、西瓜、芦柑、山竹、火龙果、木瓜	樱桃、桂圆、石榴（均值）、桃子、杏、橙子、哈密瓜、苹果	鳄梨、椰子、香蕉、枣、无花果、沙棘、果脯（梅干、葡萄干）
蔬菜类	西兰花、豆芽、卷心菜、花椰菜、黄瓜、青豆、扁豆、生菜、黄秋葵、葱、豌豆、甘蓝、西葫芦、萝卜、慈菇、水发木耳、鲜香菇	苦瓜、韭菜、空心菜、藕、蒜苗、海带（浸）、豌豆苗、茼蒿、山药、芦笋、莴笋、油菜、豆角、甜菜、红萝卜、芹菜、茄子、蘑菇、彩椒、泡水土豆	口蘑、茶树菇（干）、紫菜（干）、银耳（干）、百合、芋头、菠菜、豆类（黄豆、黑豆、蚕豆、赤小豆、绿豆、豌豆、毛豆）、芥菜、菠菜、萝卜、土豆、南瓜、番茄、冬瓜、红薯

续表

	绿——低钾 30～150mg/100g	黄——中钾 150～300mg/100g	红——高钾 300～450mg/100g
谷薯类	米饭（蒸）、淀粉（马铃薯）、面筋（油面筋）、稻米（均值）、馒头（均值）	小米、高粱米、玉米面、黑米、莜麦面、玉米（鲜）、薏仁米、小麦粉（标准粉）、挂面、馒头	青稞、南瓜粉、荞麦、小米（黄）
坚果油脂	白果	山核桃	开心果、榛子、松子、花生仁、腰果、葵花籽油（炒）、芝麻（黑）
肉蛋奶类	鸭蛋、猪蹄、海参、鱿鱼	兔肉、带鱼、烤鸭、牛羊肉、海虾、猪肉、河蟹、鸡蛋、酸奶、蛤蜊	干贝、虾米、叉烧肉、腊肉、鱼、鸡胸肉、河虾、驴肉
加工食品及饮料	醋、辣椒油、芥末、黄油、人造黄油	巧克力、火腿肠、燕麦片、甜面酱、八宝粥	低钠盐、咖啡粉、茶、番茄酱、炸马铃薯片、酱油、芝麻酱、绿豆糕

表7-2　含钠食物"红""黄""绿"

	绿——低钠 1～150mg/100g	黄——中钠 150～250mg/100g	红——高钠 250-700mg/100g
谷薯类	白面、精白米、全谷物、蛋糕、饼干、麦片、面条、米饭	麦片类食物、苏打饼干、甜面包	华夫饼干、速食土豆
乳类	所有奶类、酸奶	奶酪、布丁	精制干酪
肉类	所有未加工的肉类、鱼类、家禽		鱼类罐头、肉罐头、热狗、午餐肉、香肠

续表

	绿——低钠 1～150mg/100g	黄——中钠 150～250mg/100g	红——高钠 250～700mg/100g
蛋类	鸡蛋		咸鸭蛋
蔬菜	所有新鲜或速冻蔬菜、罐装蔬菜	番茄汁、蔬菜汁	榨菜
水果	所有新鲜水果及果汁	果脯	
植物油	所有植物油		
零食及饮料	啤酒、葡萄酒、咖啡、茶 全部糖果 无盐坚果、无盐爆米花	土豆片、玉米片	橄榄、咸坚果
调味品	醋、辣椒油、芥末、黄油、人造黄油	番茄酱、沙拉酱、肉汁、蛋黄酱、泡菜	盐

表7-3　含磷食物"红""黄""绿"

绿——低磷 30～100mg/100g	黄——中磷 100～200mg/100g	红——高磷 200～300mg/100g
茶、咖啡、植物油、香料、粉皮，粉条，水发海参，芋头，西瓜，淀粉，冰糖，植物油，苹果，水萝卜，白瓜，藕粉	谷类、薯类、豆类、牛肉，鸡蛋，糯米，精面，菠菜，冬瓜，茄子，番茄	奶类、肉类、禽类、鱼类、蛋类、松子，芝麻酱，虾皮，鲅鱼罐头，西瓜子，南瓜子，口蘑，海鱼，虾，腰果，黄豆，黑豆，奶粉，奶片，巧克力，饮料

二、透析者的一周营养食谱（表7-4、表7-5、图7-1）

表7-4 血透营养食谱一（1900~2100kcal/d）：钾2200mg（菜浸泡去钾后1800mg），钠1750mg，磷1040mg

餐别	种类	周一	周二	周三	周四	周五	周六	周日
早餐	奶	牛奶200ml	酸奶100ml	牛奶200ml	酸奶100ml	牛奶200ml	牛奶200ml	酸奶100ml
	蛋	煮鸡蛋1个	鸡蛋饼（面粉75g，鸡蛋1个）	煮鸡蛋1个	鸡蛋素菜包（面粉75g，鸡蛋1个，西葫芦100g）	煮鸡蛋1个	蒸蛋羹1个	菠菜鸡蛋面（鸡蛋1个，面条75g，小菠菜100g）
	主食	馒头105g（面粉75g）		白面包105g（面粉75g）		馒头105g（面粉75g）	素蒸包（面粉75g，小油菜100g）	
加餐		草莓150g	猕猴桃150g	木瓜200g	苹果150g	葡萄150g	梨150g	柚子150g
午餐	主食	米饭（大米100g）	懒龙（面粉100g，肉末25g）	营养米线（米线100g，牛柳100g，彩椒100g，植物油10g）	馒头140g（面粉100g）	花卷105g（面粉75g）	二米饭（大米75g，小米25g）	蒸饺（面粉100g，肉馅100g，白菜150g，油10g）
	副食	清蒸鱼配菜[鲈鱼（去头尾）160g，豆芽250g，油15g]	彩椒牛柳（牛里脊100g，彩椒200g，油15g）	蒜蓉西兰花（西兰花150g，油5g）	豌豆炒虾仁（虾仁120g，豌豆150g，油15g）	海米白菜粉丝（海米70g，白菜250g，粉丝15g，油15g）	彩椒里脊丝（里脊丝100g，彩椒250g，油15g）	拌黄瓜（黄瓜100g，香油5g）

续表

餐别	种类	周一	周二	周三	周四	周五	周六	周日
加餐		白面包35g（面粉25g）	钙奶饼干25g	白面包35g（面粉25g）	钙奶饼干25g	白面包35g（面粉25g）	白面包35g（面粉25g）	钙奶饼干25g
晚餐	主食	馒头105g（面粉75g）	米饭（大米100g）	馒头105g（面粉75g）	肉丝卷（面粉75g，瘦肉50g，油5g）	发糕105g（面粉40g，玉米面35g，米面35g）	蒸包（虾仁60g，韭菜50g，面粉75g，植物油5g）	花卷105g（面粉75g）
	副食	烩鸡片莴笋片（鸡胸肉50g，莴笋片250g，油15g）	煎鱼排（鱼肉50g，油8g）素炒小白菜（小白菜250g，油7g）	肉三丁（鸡胸肉50g，黄瓜150g，胡萝卜50g，油15g）	白灼秋葵（秋葵150g，油10g）	宫保鸡丁（鸡丁75g，花生米5g，胡萝卜75g，黄瓜75g，油15g）	凉拌木耳（木耳10g，莴笋丝100g，香油5g）	鱼香豆腐（豆腐100g，胡萝卜100g，木耳10g，油15g）
加餐		白面包35g（面粉25g）	酸奶100ml	白面包35g（面粉25g）	酸奶100ml	白面包35g（面粉25g）	白面包35g（面粉25g）	酸奶100ml
食盐		食盐3g	食盐3g	食盐3g	食盐3g	食盐3g	食盐3g	食盐3g

注：浸泡是钾食物去钾的有效办法。将蔬菜去皮、切片、洗净，放入温水中，水的体积应是蔬菜的4倍以上，浸泡1小时后，将水倒掉，再次冲洗即可。浸泡可去掉1/2~2/3的钾，此表的钾按中国食物成分表结合浸泡处理耗钾量1/2来计算。

表7-5 血透营养食谱二（2100~2450kcal/d）：钾2450mg（菜浸泡去钾后2000mg），钠1950mg，磷1475mg

餐别	种类	周一	周二	周三	周四	周五	周六	周日
早餐	奶	牛奶200ml	酸奶100ml	牛奶200ml	酸奶100ml	牛奶200ml	牛奶200ml	酸奶100ml
	蛋	煮鸡蛋1个	鸡蛋饼（面粉100g，鸡蛋1个）	煮鸡蛋1个	鸡蛋素菜包（面粉100g，鸡蛋1个，西葫芦100g）	煮鸡蛋1个	蒸蛋羹1个	菠菜鸡蛋面（鸡蛋1个，面条100g，菠菜100g）
	主食	馒头140g（面粉100g）		白面包140g（面粉100g）		馒头140g（面粉100g）	素蒸包（面粉100g，小油菜100g）	
加餐		草莓150g	猕猴桃150g	木瓜200g	苹果150g	葡萄150g	梨150g	柚子150g
午餐	主食	米饭（大米100g）	懒龙（面粉125g，肉末50g）	营养米线（米线100g，牛柳100g，彩椒100g，植物油10g）	馒头140g（面粉100g）	花卷140g（面粉100g）	二米饭（大米75g，小米25g）	蒸饺（面粉125g，肉末100g，白菜200g，油10g）
	副食	清蒸鱼配菜[鲈鱼（去头尾）160g，豆芽300g，油20g]	彩椒牛柳（牛里脊100g，彩椒200g，油20g）	蒜蓉西兰花（西兰花200g，油10g）	豌豆炒虾仁（虾仁120g，豌豆200g，油20g）	海米白菜粉丝（海米70g，白菜300g，粉丝15g，油20g）	彩椒里脊丝（里脊丝100g，彩椒250g，油20g）	拌黄瓜（黄瓜300g，香油10g）
加餐		白面包35g（面粉25g）	钙奶饼干25g	白面包35g（面粉25g）	钙奶饼干25g	白面包35g（面粉25g）	白面包35g（面粉25g）	钙奶饼干25g

续表

餐别	种类	周一	周二	周三	周四	周五	周六	周日
晚餐	主食	馒头140g（面粉100g）	米饭（大米100g）	馒头140g（面粉100g）	肉丝卷（面粉125g，瘦肉75g，油5g）	发糕140g（面粉60g，玉米面40g）	蒸包（虾仁90g，韭菜50g，面粉100g，植物油5g）	花卷140g（面粉100g）
	副食	烩鸡片莴笋片（鸡胸肉75g，莴笋片300g，油15g）	煎鱼排（鱼肉120g，油8g）素炒小白菜（小白菜250g，油7g）	肉三丁（鸡胸肉75g，黄瓜150g，胡萝卜50g，油15g）	白灼秋葵（秋葵150g，油10g）	宫保鸡丁（鸡丁75g，花生米5g，胡萝卜75g，黄瓜125g，油15g）	凉拌木耳（木耳10g，笋丝150g，油10g）	鱼香豆腐（豆腐150g，胡萝卜100g，木耳10g，油15g）
加餐		白面包35g（面粉25g）	酸奶100ml	白面包35g（面粉25g）	酸奶100ml	白面包35g（面粉25g）	白面包35g（面粉25g）	酸奶100ml
食盐		食盐3g	食盐3g	食盐3g	食盐3g	食盐3g	食盐3g	食盐3g

注：浸泡是高钾食物去钾的有效办法。将蔬菜去皮、切片、洗净，放入温水中，水的体积是蔬菜的4倍以上，浸泡1小时后，将水倒掉，再次冲洗即可。浸泡可去掉1/2~2/3的钾，此表的钾按中国食物成分表结合浸泡处理耗钾量1/2来计算。

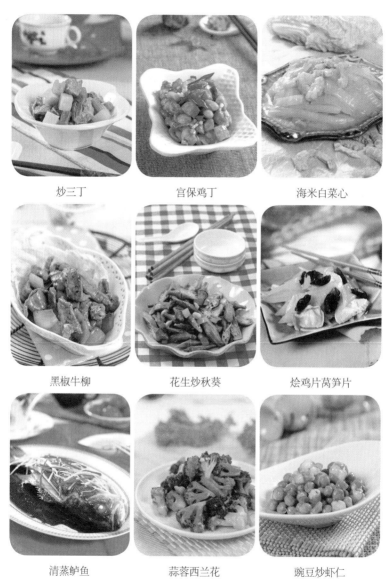

炒三丁　　　　　　　　宫保鸡丁　　　　　　　　海米白菜心

黑椒牛柳　　　　　　　花生炒秋葵　　　　　　　烩鸡片莴笋片

清蒸鲈鱼　　　　　　　蒜蓉西兰花　　　　　　　豌豆炒虾仁

图7-1　透析者的一周营养食谱示例
（北京日知图书有限公司供图）

（石　劢）

第二节　医护饮食管理经验谈

中日友好医院　张凌

看看透析十年以上的肾友，他们最重要的经验就是很好的自我管理意识，尤其是饮食管理，加上乐观的心态，充分透析和恰当的药物治疗，可以保证健康小船不翻船。

家中可常备一个小型食物电子秤，每餐食材的用量做到"心中有数"，比如食指和中指并拢的长度和宽度大小的一块肉大概是1两，称重几次之后，就会对常用食材的估重标准做到心中有数了。

美国加州凯撒医疗集团奥克兰分院　罗大伟

个性化低盐烹调，鼓励患者和家属共同养成低盐饮食的习惯，一般三个星期后味蕾就会适应。低盐饮食，尝到自然的美味。

天热可用冰冷湿毛巾围绕颈部降温，可以减少喝水。

山西医科大学第二附属医院　陈再彬

低磷饮食包括冬瓜茄子番茄，粉皮粉条水萝卜，苹果木瓜白兰瓜，精米精面和藕粉，牛肉蛋清和海参，芋头酸奶田鸡肉。

高磷饮食包括蘑菇紫菜和海带，黄豆绿豆和小米，鱼虾鳝鱼和内脏，糙米糙面和奶粉，坚果葡萄巧克力，汽水可乐和茶叶，红糖肉汤火锅汤。

台湾辅仁大学　卢国城

吃豆制品尽量去除豆皮，用去皮的豆子制作的豆制品含磷和钾是比较低的。

北京大学第一医院　董捷

大豆蛋白长期以来被误解为肾脏病患者的禁忌，不少患者在肾脏病早期就被要求杜绝食用它。事实上，大豆蛋白（黄豆和黑豆）和动物蛋白同样是优质蛋白，是保证患者营养状况不可或缺的来源。而且，大豆蛋白含有的磷酸盐吸收率比较低，不饱和脂肪酸含量较高，还含有独特的大豆异黄酮（植物雌激素），更利于肾脏病患者改善高磷血症、高脂血症和代谢性酸中毒。食用大豆蛋白时，应尽可能选择不含添加剂的加工类食物，如豆浆、豆花、白味豆干，避免豆渣加重高磷血症和高钾血症。

中日友好医院　苏默

当你觉得近期饮水量增长超标，管不住口渴时，一定要认真分析一下这究竟是什么原因造成的？天气干燥、吃的咸了、吃肉多了、不运动了、朋友一起聚餐了？总之，管水先管好饮食，定好每天饮水量，规律生活才能管理好透析间期体重增长。

中日友好医院　张宇梅

透析是治疗必需，药物和饮食也必不可少，需要大家积极参与，甚至起决定作用。"磷"从口入，要严格控制含磷食物、茶水及含磷瓶装水，切记餐中要服用磷结合剂。合理的饮食控制和药物治疗可以使大家获得好的营养状况和钙磷控制，获得更高的生活质量。要保持乐观心态，透析并不可怕，我们还有透析30多年的呢。希望大家为了自己的将来能和我们密切配合，共同面对病魔，从而达到更好的治疗效果。

中日友好医院　徐志宏

当透析者化验血磷高时，首先要看饮食习惯中是否有高磷食物，如八宝粥、豆儿饭、麻酱火烧、花生、瓜子、核桃、芝麻糊。有些人好吃粗粮，喝小米粥、棒渣粥、糙米粥、麦片粥。很多养生节目里的"好"东西，不一定适合我们透析人群。另外，中秋十一过节正是吃大闸蟹的时候，这些食物含磷量可是相当高。已经有高血磷的患者，尽量避免这些食物，改变一下饮食习惯。特想尝的，咱嚼嚼吐了。实在想吃，就别忘了随餐服用降磷药物。

中日友好医院　何雯雯

如何增加食欲：吃一点点心，少食多餐；可以通过增加脂肪或甜食来增加额外的能量；找出自己每天食欲最好的时间，此时多吃点；选择不同颜色的食物；改善进餐环境。

秦皇岛慈善医院　齐卡

为了达到低盐饮食的目的而少加盐，但盐少了饭菜必然口味寡淡。可以通过酸味或辣味来替代，甚至吃辣椒对缓解瘙痒还可能有帮助，此外，辣椒中的磷含量、钾含量也不高。

暨南大学附属顺德医院　张舟

少盐饮食：可在菜炒熟后放盐，这样用盐量少也不感觉没味。或加少许糖、醋、蒜、葱等调味品，以减少食盐摄入。对于吃辣的人，可以加入辣椒、花椒等调味，以减少食盐摄入。减少水的摄入方法：定量水杯，水漱口，小冰块含漱，酸梅。

北京市朝阳区亚运村社区卫生服务中心　崔金荣

蛋黄中多种维生素、矿物质的含量，都要高于蛋白。无论对于正常人，还是肾友，都是非常好的营养来源。对大多数肾友来说，1天1个鸡蛋（包括蛋黄）是很安全的，也是推荐每天都要保证的。但对高磷血症的肾友来说，还是应该选择蛋白，尽量避免蛋黄。

喝牛奶不耐受，胃肠道胀气怎么办？对于有乳糖不耐受的肾友，避免空腹喝奶，可以把牛奶加热喝，也可以用牛奶代替水来做馒头、花卷，把牛奶加到豆浆、粥、杂粮糊糊当中，或者选择营养相当但已经发酵分解部分乳糖的酸奶来代替牛奶。舒化奶中添加了乳糖酶，可以避免乳糖不耐受的患者产生腹泻等反应，但并不能帮助患者诱发自身产生乳糖酶。部分患者每天坚持慢慢增加牛奶的饮用量，会逐渐适应。

广西柳州钢铁集团有限公司医院　周春柳

低磷饮食小技巧：主食上可以多食米粉、蒸米饭、馒头、花卷、藕粉、面条、土豆等，蔬菜类可以食用黄瓜、冬瓜、番茄、萝卜、茄子、木耳等低磷食物，避免食用虾米、干贝、奶酪、芝麻酱、开心果、葵花子、黑芝麻、西瓜子、菠菜等高磷食物。

北京市朝阳区孙河社区卫生服务中心　吕玉洁

无盐饮食技巧：没有盐的凉拌菜：蔬菜洗净，切片、丝，或焯水后放凉，放入盘中，加入酸奶拌匀即可。大拌菜举例：油菜心、芹菜焯水放凉，小红萝卜，白萝卜、葱头切丝，番茄、黄瓜切片加入酸奶拌匀，一盘无盐美味就好啦！

北京市朝阳区孙河社区卫生服务中心　张翠芳

外出就餐限盐小贴士：①告知服务员自己需要限制钠钾磷的摄入，并要求自己的食物适量少盐；②尽量避免洒在肉和蔬菜上的酱汁，这些酱汁含盐量往往很高；③限制摄取硬的、高盐的奶酪；④限制砂锅菜这类通常含高钠成分的食物。

北京市朝阳区孙河社区卫生服务中心　吕程

限钾小技巧：①全谷物比精制谷物含有更多的钾，高纤维饼干中含有大量的钾和钠；②巧克力对心血管有益，所以被认为是健康食物，但巧克力的钾含量是中等偏高，且含有草酸盐，可以使草酸盐肾结石患者的病情恶化，所以此类患者应限制摄入；③土豆、红薯和其他一些类似的块茎蔬菜中钾含量很高，但长时间的煮炖可以去除50%以上的钾。

北京市朝阳区孙河社区卫生服务中心　王晶

对于素食主义者饮食的一些建议：素食饮食降低了钠和磷的

摄入，因为这种饮食避免了加工过的肉的摄入，但是，一些添加磷和钠的经过处理的素食，如添加复合钙的豆奶，在食用时也需要注意。

葫芦岛市中心医院　项亚丽

1. 大家要养成细嚼慢咽的饮食习惯，避免狼吞虎咽。细嚼慢咽可以让你细细品味食物的味道，更重要的是使你摄入量不太多时候就产生饱腹感，及时放下碗筷。狼吞虎咽会吃得太多。

2. 透析超滤的次数越多会越渴，水摄入量也会越多，造成透析间期体重增长更多。

陕西省核工业二一五医院　刘国

维持性血液透析者吃喝有讲究，比如要多学一点，少喝一点，吃淡一点。自觉地多学习一点营养学知识，了解常见饮食的成分，糖类、脂肪和蛋白要均衡摄入，适当限制盐，少吃含钾含磷高的食物。用带刻度的水杯限量饮水，并且每天勤称体重，严格控制透析间期体重的增长。吃淡一点，就是口味轻点，盐少一点，油腻的食物少一点，辛辣刺激性食物少一点。

沧州市人民医院　杜书同

火锅是国人最喜欢的美食之一，但透析者在食用火锅时，请选择清汤底料，避免过多添加剂同时不要食用麻酱蘸料，磷含量太高；食物一定要涮熟透再食用，避免腹泻，火锅汤不适宜透析人群饮用。火锅会造成口渴，我并不建议透析者经常食用。

中国医科大学附属盛京医院　张静娟

如果经常出现乏力、头晕，您可能是热量摄入不足，透析的患者比常人需要多一倍的热量，主食中热量含量丰富，可以适当增加主食的摄入量，其中米饭的热量优于馒头。同时您还要关注化验指标，如有没有贫血的情况。

中国医科大学附属盛京医院　闫雪

如果您出现了高钾血症，请回顾最近吃的东西有没有高钾的水果和蔬菜，同时请注意应用去钾的小技巧：①蔬菜可浸泡30分钟以上或水煮3分钟以后，再烹调，可减少1/3～1/2钾。②根茎类应去皮，切成薄片，用水浸泡1日，不断换水，可减少钾1/3～1/2。③水果加糖水煮后弃水，食果肉，可减少钾1/2。④超低温冷藏食品比新鲜食品含钾量少1/3。还请定期关注化验指标以及时调整饮食。

牡丹江市第二人民医院　李金玉

许多肾友抱怨：不敢吃、不敢喝，水还是涨多了，根据透析间期允许摄入的总水量估计每日允许摄入的水量，但限水应该先紧后松，留出富余以备不时之需；口渴是限水时最大的劲敌。为防止或减轻口渴，可以采取以下几点措施：①限制盐的摄入，即吃得清淡点儿、少喝点儿汤、不吃咸菜；②喝水时少量多次，以温水最佳，不要图一时痛快，这样才可以细水长流，还可以多用温水润口（不喝下去），夏天也可用小冰块含化替代饮水降温解暑；③适当用生津止渴的中药含片等，但注意话梅等腌制食品含钠量很高。

牡丹江市第二人民医院　任西南

患者饮食宣教小技巧：第一次全面地讲给患者，第二次提问患者或钙磷化验指标异常时让患者自己说最近吃什么了，如说出五种高磷或高钾食物，说不出来或者说的不全面就以留作业的方式让患者回家翻阅相关书籍及资料，目的是让患者在翻阅相关资料的同时收获更多知识，从而更好地增加依从性，真正做到医患共同管理，从而真正提高患者生存质量。

四川省人民医院　邹杨

透析者请记住：您需要的是磷蛋白比"低"的食物。何谓磷/蛋白比呢？即每含1g蛋白质所含磷的量，>12mg/g即为"高磷食物"。磷/蛋白比最高的是软饮料和磷酸盐添加食物、加工肉类等；第二是硬奶酪、鸡蛋黄、坚果等；第三是香肠、软奶酪、鱿鱼、动物内脏等；第四是羔羊肉、兔肉、鸡肉、猪肉、牛奶、酸奶等；第五是面包、米饭、玉米片、豌豆等；<12mg/g为"低磷食物"，如鸡蛋白、蔬菜水果、植物油、黄油等。所以，生活中，要养成进食前先看食物成分、含量的好习惯。看一看，算一算，进食更健康。

邢台医学高等专科学校第二附属医院　苑丽华

对透析患者来讲，限盐非常重要，每日摄入盐的总量不超过3g。低盐饮食的技巧：①可以每日选择一餐不吃任何含盐食物，应用"葱、姜、蒜"等代替普通盐和酱油，获得理想口味；②不推荐应用低钠盐或低钠酱油来代替普通盐和酱油；③不吃外购熟食，不吃咸菜等腌制食品，避免辣酱、腐乳、味精等调味品。

合肥金楠肾病专科医院　张迪生

当透析者发生了高磷血症时，应该认真检查患者的饮食种类，一定要低磷饮食，应根据不同食物的磷蛋白比选择合适的食物：①可食用磷/蛋白比小于5mg/g的食物，如鸡蛋蛋白、猪皮、海参等；避免食用磷/蛋白比大于15mg/g的食物，如粉皮、豆角、黄鱼、河虾、草鱼、黄豆、冬笋、稻米、西瓜、鸡肝、西兰花、山药、面条等。②不食用坚果等含磷高的植物蛋白的食物。③不食用含食品添加剂的食品，因为含无机磷。④不食用蛋白质水煮后含有大量磷的汤。⑤避免服用以磷作为赋形剂的药物，如氨氯地平、可乐定、赖诺普利等药物。

安徽医科大学第二附属医院　邵玲玲

透析者要根据尿量及透析次数有效控制水分的摄入，如茶水、汤类及多汁水果等，应考虑其中所含的水分，尽量少吃腌制及加工食品，避免口渴；将每日可饮水量平均分配，或用固定容器装好，冻成冰块，口渴时口含冰块让冰块慢慢融化；也可挤点柠檬汁在嘴里，或用黄瓜片贴敷口唇及口周，减少口渴的感觉；每日早晚称体重，评估水分是否摄取过多，同时减少汤类及多汁水果的摄取。

吉林大学附属吉林医院　王继伟

虽然很多肾病患者都恐惧高钾的风险，但是也有一小部分患者也会受到长期低钾的困扰。这部分患者往往是腹膜透析和一少部分血液透析患者。低钾大部分和进食情况相关，此时用药物来补钾，一方面可能有补钾过量的风险，另一方面，药物的钾补充剂都有明显的胃肠道刺激症状，更加影响患者的食欲。这里推荐这类的患者多食用含钾高的食物，如土豆、番茄、马蹄、慈菇、地瓜……，定期复查，找到适合个人进食的量最重要。例如：每天4～5个小番茄，这样既好坚持又有效的方法你记住了吗?

（张 凌）

第三节　患者经验贴

有时候，控水、控钾、控磷是透析者的大难题，医生说再多，也比不上病友之间的"现身说法"，今天我们整理了一些肾友们的饮食小妙招，与大家分享。

北京肾友　沙先生

①用带刻度的小杯子喝水，可以保证一次喝水不会太多，每天的饮水量也好计算。在口渴的时候可以先不喝，做一些自己感兴趣的事情，如看书、画画、玩魔方等，转移自己的注意力，有计划地饮水。②计算和控制进水量，关注"二水"——液态水和固体食物中的水分，特别是重视固体食物中水分的摄入，如米饭、面条、饺子、蔬菜、水果等食物中的水分，有效计算，控制进水量。③把切得很薄的柠檬混合在水中冻成小冰块，在口渴时以其代替饮水，并心中默想望梅止渴的故事，令口中生津。④把食品含钾、含磷量制作成表格贴到家中冰箱上，在烹调时先查阅再有效筛选、搭配食材，避免高钾、高磷食品的摄入。⑤把切好的土

豆丝放在冷水中浸泡后将汁液倒掉不用、蔬菜焯水后再炒，炒菜后先倒掉一部分菜汁、肉汤再端上桌，避免用菜汁、肉汤拌饭，减少钾、磷的摄入量。可以与家人分开饮食，尽量吃更适合自己的食物。⑥对亲友的餐饮邀请尽量婉拒，探亲访友尽量在饭点前告辞，回家进餐放心、安全。

中国中医科学院望京医院　王女士

不吃腌制、加工的食品；吃酱牛肉之类的不喝肉汤，减少磷摄入；坚持运动，增强心功能。

中国人民解放军总医院　邓女士

喝水每次喝一小口，尽量做到不渴不喝，不喝饮料，控制透析间期体重增长。每天吃菜一定要焯完再炒菜，尽量吃含钾低的菜，少盐少油，少吃煎炸食品，我以前几乎吃素，从得病以后，为了增加营养，现在每周吃鱼、瘦肉等优质蛋白质。按医生医嘱规律服药。

北京肾友　张女士

我的控水小窍门：在冰箱里冻一些小冰块，口渴时含一块，再冻半瓶自来水，口渴时兑上一半的水，用冰水漱口，很有效！

北京电力医院　陈先生

我是一名透析9年的患者。刚开始透析时还有些尿，所以就忽视了控水！有一段时间，不节制的饮食，造成了存水的恶性循环。引发了急性心力衰竭，导致胸闷、憋气、不能平卧，血压升高，乏力、头痛等一系列症状。后来在医护的精心治疗及家人的细心照护下终于转危为安！经历这次教训，我开始认真学习透析知识，也总结了一些好的经验分享给大家：①调整好干体重，控制透析间期体重增长。②用刻度杯记录饮水量，做到心中有数。除服药少量饮水外，口干渴时，可含柠檬、薄荷叶。健走时喝冻冰水，容易限量，又解渴，降温！③蔬菜焯水后再炒，降磷降钾。食物少放盐，汤类、粥类、馄饨、面条少吃或不吃。不暴饮暴食，戒烟酒，水果、坚果少吃或不吃。④常备降磷药碳酸镧，饭时服，降钾树脂在吃含钾高食品时随服。经常对比化验单增减药物。⑤经常参加一些户外的有氧活动，如打乒乓球、3～5公里健走、短程的游泳等都是我们血液透析者不错的选择！

北京肾友　赵女士

我会尽量避免外出吃饭，不吃加工的熟食，在家做饭适当控盐，不用含钠调味品，这样会减少口渴，另外我感觉吃鸡蛋白对于维持血液白蛋白水平很有效，而且含磷不高，白蛋白低的肾友可以试试多吃几个鸡蛋白。

北京肾友　王女士

我透析龄24年，每日三餐基本都是在家自己做，少油少盐少糖少辛辣。肉类、叶菜类要用水焯过再炖、煮或炒，这样可以减少磷和钾的摄入。也基本不吃动物内脏，偶尔去外就餐我会带好降磷药物。常年养成饮食好习惯，规律透析；我的饮水：每天早起空腹喝四五口水，可促进胃肠蠕动；吃药喝点儿水。万事开头难，习惯成自然。

首都医科大学附属北京友谊医院　于女士

①少食含水分多的食物，如粥，放弃喝饮料的习惯；②养成小口小口喝水的习惯，不一饮而尽，口渴的时候可以嘴里含块冰；③限制盐的摄入量，清淡饮食，减少口渴感，不吃腌菜、咸菜、榨菜；④不用炒菜、炖肉里的菜汤、肉汤泡饭吃。

北京华信医院　庞女士

我平时在包里装一些水果硬糖（话梅口味），有时候渴了就含一块糖，又能解渴，有时饿了还能预防低血压、低血糖。

煤炭总医院　刘先生

透析九年，对于饮食我的做法是：不严格忌食，但要严格控制数量。由于透析前我就喜欢太极拳。透析后太极拳成为我每天必不可少的锻炼项目。太极拳外练筋、骨、皮；内练精、气、神。九年来的锻炼使自身的其余"四藏六腑"得到了很好的保持。而且对于控水、控钾、控磷也有帮助。

中国人民解放军第二六三医院　王先生

夏天可以选择早晚出门遛弯，早上尽量控制在九点左右回家，下午尽量在五点半左右出门（可以晒到太阳，而且阳光不算强烈）。还可以在冰箱里冰镇一些加柠檬片的水，来控制水的摄入（钾不高的情况下可以选择），也可以选择话梅类糖果控制水的摄入（糖尿病病友慎选），夏天也要控水控盐，最主要是控制钾，如果可以做到吃水果就不要喝水，喝水就不要喝粥喝汤，这样也可以有效地控水。

我个人属于爱出汗体质，每天早晚都会去健身广场活动一下，如果天气太热不合适出门的话也会在家里踢踢毽子！适当做做家务也可以增加运动量。

北京市朝阳区孙河社区卫生服务中心　李先生

我们要食用低钾低磷的食物；夏天水果多我们要管住自己，避免多食；食用绿叶蔬菜一定要切成小块或小片，用水泡一会儿抑或用开水焯一遍，不要吃腌制的东西，我们吃的饭菜不要太咸，不要食用低钠盐。

北京市朝阳区崔各庄第二社区卫生服务中心　孙先生

适当的锻炼，提升自信心，控制体重，戒烟限酒，饮食方面，不吃含有添加剂的食品及饮料，最好在家自己做饭吃。在外边吃，可以有选择性地进食。在家里，先将切好的菜清水浸泡，开水烫一下，再炒，从而降低钾、磷的摄入量，清淡饮食，保持大便畅通。

北京市西城区广外医院　李女士

血液透析与运动我从来没想到能联系到一起。通过和病友聊天才知道原来透析患者还可以这样运动，如快速健走、打乒乓球、做瑜伽、利用弹力带增加腿部的肌肉力量。通过运动给我带来的好处是：血压稳定了，心功能有了改善、食欲大增、睡眠质量提高了、精神状态更好了、生活质量也得到提高，我感觉这都是和每天的运动分不开的。最主要的是，运动后出汗能使体重更容易控制是我最大的快乐！

我们无法改变疾病，但可以通过科学知识、良好心态、高度自律，提高透析人的生活质量。

煤炭总医院　刘先生

尽量在家吃饭，多煮炖，少煎炸烤，如果外出就餐，准备一碗热水，把菜品涮着吃。每餐按时服用降磷药。饮料只推荐矿泉水、黑咖啡（美式咖啡，不加伴侣、奶、糖）。坚持运动，促进胃肠蠕动，保证大便通畅。

北京女医师协会仁圣医院　郭女士

我是一名血透21年的患者，对于尿毒症并发症带来的伤害，用我亲身经历来总结如下，供广大肾友借鉴。

1997年刚开始透析时，医院还没有普及宣教。没人告诉我磷是什么？高血钾有什么危害？iPTH更是不懂！医生也只是叮嘱患者少喝水，少吃橘子、香蕉。只记住这些，别的该吃的都不少吃。因此，高血钾是常事，最高到7~8mmol/L急诊降钾，才知道高血钾会发生心脏猝死！我们是血透室第一批患者，当时知识欠缺，出现了骨变形、轻微骨痛都找不到原因，只是补钙。我血透15年时，才从中国人民解放军总医院肾内科大夫那得知冲击疗法。但对我已为时过晚！我已经出现并发症了。经过一段冲击治疗，iPTH升升降降，到2016年升至1000pg/ml。鸭步，不能正常行走，心脏也频发房颤。医生建议心脏功能好转后，要么做甲状旁腺切除术，要么必须服用西那卡塞抑制PTH，服用碳酸镧控磷。后来到中日友好医院张凌主任那就诊，经过各项检查后，她告诉我，因身体条件不适宜做手术，只能服西那卡塞来控制，经过规范的指导治疗，效果很明显，PTH值降到200多，身高不再退缩，其他各项指标基本都在标准范围内。

就亲身经历而言，平时的控钾，控钙磷，控PTH值，控水绝不可忽视！甲状旁腺手术尽量早做是明智的选择！否则，并发症会早早地找上身！到时将悔不当初，却为时已晚！

北京市石景山医院 马女士

我的饮食习惯是：①吃带馅的食物如包子、饺子，配合少盐，吃完不容易渴，自己在家做饭，馅料的营养要丰富些。②加强锻炼，我是每天坚持走路，早晚各一次，排汗排毒。③每天坚持唱歌，至少五首以上，既锻炼了心肺功能，也可以排汗。④必须保持大便通畅，我吃麻仁胶囊每天一次，每次两片，大便每天两次。⑤用固定的杯子喝水，而且是喝热水，解渴又容易控水。⑥每天饭前饭后称体重，控制摄入量，要求自己隔一天不超过2.0kg，隔两天不超过2.5kg。

中国人民解放军总医院 董先生

我腹透5年，我的经验是：①保持好心情：经常外出旅游，参加社会活动；②每天坚持健走5公里以上；③低磷饮食，做饭前先用水焯一下蔬菜，保证蛋白质的摄入，吃优质蛋白食品，如瘦肉、蛋、鱼肉等；④每月做检查，根据检查结果调整用药；⑤保持腹透导管隧道口的清洁，每天用生理盐水清理一次；⑥保持规律透析，尽量不用高浓度的腹透液；⑦向医生、护士、病友多学习、交流透析的知识。

北京肾友　庞先生

我做到以下几点控制体重增长：①喝水：每天定量350ml，不渴不喝，喝时一口5次咽下，这样又解渴又能少喝。②吃饭：能吃干的，不吃稀饭；吃肉，按照食物营养成分区分。高磷、高钾的食物不吃。③学会自己掌握自己的干体重，在每次透析时，以各种指标均符合感觉舒服为准。④运动：适量体育运动，不做大运动量训练，以自身适量承受为准。⑤最重要的一点，遵医嘱服药，定期检查，养成自我管理的能力，活出自我，活出精彩，让我们一起共同努力吧！

北京肾友　吴女士

控水小窍门：①冻小冰块：口渴时可以含一块，减少喝水量的同时又可以解渴。②冻水果：喜爱吃水果，可以把葡萄、西瓜（切小块）等喜欢吃的水果冻起来，口渴时拿一个含着慢慢吃，解渴又可以吃水果，还避免了水果的过多摄入。③喝柠檬水：切一片柠檬泡水（水杯容量控制在200ml左右），不放糖和蜂蜜，带点酸味，也会适当控制，避免一次性大量喝水。

北京大学第三医院　杨女士

关于透析者的饮食，确实是有很多讲究的。如果做不到科学合理自律，就会出现很多问题，如电解质钙、磷素乱，甲状旁腺激素升高等。我的饮食小技巧：现在生活水平提高了，但也不要常到饭店吃饭。饭店的菜免不了肥甘厚腻，而且一般为了口感好吃，往往油大、盐多且加很多辣椒、糖、调味品等。这都不适合我们透析者。不知不觉出现了"三高"。调味料，也是含磷较高的食物。另外，许多人都有吃零食的习惯，我也不例外。最喜欢吃干果，花生、瓜子吃上就停不下来，越吃越香！上瘾得很！往往造成"磷"的升高，以及甲旁亢、肾性骨病等一系列问题。现在，我纠正的方法是：不买了！坚决不买了！既然管不住嘴，就在超市避而远之！这下，没的可吃了！

我们透析者具有特殊性，要想生活得好一点，在饮食方面确实需要注意：以限盐控水为中心，"管住嘴，迈开腿"。

北京市朝阳区孙河社区卫生服务中心 温女士

长期服用维生素B_1、维生素B_2、维生素B_6、维生素B_{12}、维生素C、叶酸，可以补充透析中丢失的维生素，还能使患者脸色近似于健康人的肤色。身体状况允许的情况下，找一份工作，既增加了活动量又能接触社会，多交朋友，使身心健康。也可以在家开微店、淘宝店，经营一份自己的小事业，会让自己很有成就感，实现自我价值。

首都医科大学附属北京安贞医院 上官女士

了解食物营养成分含量，尽量避免高磷、高钾食物的摄入。减少外出就餐次数。在家做饭时控盐的好方法是菜快出锅时再放盐，既保证口感又可以减少盐量。

晋城市人民医院 王女士

①我选择了一个相对较小的餐具（碗），一日三餐始终不变。无论每餐的饭菜是否可口，我都要求自己只吃一碗，同时做的饭

菜是低盐的。②我如果想喝水的时候，就会喝一两口稍微烫一点的水，或者是喝一两口带有冰块的水。这样很解渴。③尽量避免外出就餐次数。如果外出吃饭，就要严格控制饭量。同时避免高磷、高钾饮食，做到心中有数。

北京医院　陈女士

透析者日常生活习惯：一日两餐，控制量。饮水适量，矿泉水。大便通畅，排毒素。钙磷平衡，很重要。思维拉姆，碳酸镧。增强体质，健步走。血压稳定，少吃咸。季节变化，防感冒。体重浮动，加减水。身体异常，问大夫。及时沟通，莫耽误。树立信念，心态好。血液透析，活到老。

北京市房山区中医医院　杜先生

磷高的解决办法是从食物上控制摄入量，保持营养平衡，各种食物可以品种多一点但要少食，既保证身体需要，又要合理搭配。容易发生高钾的肾友除了要注意高钾食物，还要注意是否便秘，建议每天至少保证1次排便。结合自身状况利用从医生处学到的知识，找出一套适合自己的办法。新进入透析的肾友要多学习，多向医生和一些老患者请教，不要我行我素，自暴自弃，现在透析水平逐年提高，全民医保，救助体系完善。积极参加公益活动，愉悦心情，陶冶情操。

北京积水潭医院　朱先生

我是一名透析十年的老年肾友。我的控水小经验：①以前喝水总是大口大口地喝。现在不能，要小口喝，每次最多只喝三小口，并且要慢慢吞咽；②中老年肾友有时就爱喝粥或汤一类的食物。要改变这一不良饮食习惯。不是我要吃，想吃什么，而是我能吃什么，吃什么对身体有益。

首都医科大学附属北京友谊医院　贾女士

①一定要调整好自己的心态，心情好一切都会好。多参加集体活动，多与人交流。②积极学习透析相关知识，配合医生的治疗，把治病当成一项工作，把透析当作上班对待。③加强自我管理，为了身体一定要管住嘴。控制好自己的饮食，能吃的，可以少吃。坚决不能吃的一定要记住。④适当锻炼，不仅能促进自身的新陈代谢，提高免疫力，还能提高身体各项机能。

北京华信医院　濮女士

我今年54岁，血透9年。以前的观点是患上尿毒症，人生就到达了黑暗的终点。总以为自己是个真真的患者，每天弱弱的没有精神，也不严格地控制饮食、饮水，渐渐地，身体出现了异样。皮肤下面有很多摸得到的大小不等的硬块儿，上或下三楼都很艰难，这时我才意识到是真的病了。询问医生得知，由于血磷升高，造成甲状旁腺激素增加，引起肾性骨病、异位钙化的表现。在医生的指导下，我开始控制饮食、饮水，降低磷的摄入量，主要是无机磷（饮料和加工食品）的摄入量。蔬菜和肉食品先焯水，然后再烹调，去除多余的磷。餐中服用降磷药中和食物中的磷。积极运动，健走锻炼，聆听医生的公益讲座，提高自我管理水平。健走锻炼由最初的只能勉强走完3公里，提高到每次能走5公里，再增加到10公里，心肺功能得到了锻炼，身体越来越好，透析回家还能抱三岁小外孙上三楼。现在皮肤下面的小硬块儿少了很多，近期化验结果：血磷1.29mmol/L，甲状旁腺激素430pg/ml。我的目标是超过透龄30年，向40年前进，我爱生活！

北京医院 安女士

透析改变生活：①我爱运动，运动使我快乐。以前我一直都是抗拒运动的，身体都这么虚弱了，好好养着吧，干吗还要运动呢，但随着肾病知识的增加，我慢慢了解到运动对于体能恢复，以及今后生活的质量有着至关重要的作用。我选择从散步和瑜伽开始。每天六点钟起床，喝一小口白开水，开始半个小时的清晨瑜伽，舒展身体，使身体微微发热，头脑清醒，感谢生命让我又看到了新一天的太阳。一天工作都能神清气爽，中午要短短地休息半小时，保证下午还能有精神继续工作，工作的间隙，不时站起来活动筋骨，腹透肚子里的液体会给脊柱造成压力，因此不能长期保持一个姿势。晚饭一小时后，在小区或者附近走一走路，或者天气足够好的时候，我也会走一段路回家，放弃公交车。同事经常问我，为什么你总是那么开心，我说运动使我快乐！②我爱青菜，青菜使我健康。少用油盐的蔬菜最大限度地保持了食物的本味，我渐渐吃出了食物本味的香，那是大油大盐又麻又辣所不能代替的，馒头细细地咀嚼是很甜的，清蒸的鱼更鲜香。番茄是个很神奇的食物，炒菜很香，做汤很香，生吃也很香，如果你不适应突然的少油少盐，不如多做一些番茄配料的菜，它酸酸甜甜怎么做都很好吃，不用油盐来衬托。好的食材是取代大油大盐的基础，食物本身就很香。多吃青菜之后，我发现排便变得非常顺畅，肤色也更加健康，各项指标也都渐渐变好。饮食控制的初期非常需要自控力，只要坚持，十天左右，对于盐的渴望就会减轻，能尝到食物的本味，就不用控制自己，就会不由自主地追求食物本身的香味。

忻州市第二人民医院 赵先生

透析者要谨记：饮食运动没主次，少食多餐菜焯水，肉蛋奶要补给。均衡营养巧搭配，体重饮食水严控制，钙磷钾不偏轨。乐观心态放首位，自律意识当旗帜。走路泡脚揉搓按穴位，一样不少。听医嘱遵于心，血钙磷钾查有定期，按时服药作笔记。医生护航，自己撑舵，心驻阳光爱做温床。不乱于食不困于水，不自卑不放弃，心走很远与脚步合二为一。不畏前方，活出真我！

北京市朝阳区孙河社区卫生服务中心 梁先生

管住嘴，迈开腿，少吃饭，少喝水，身体轻松，心里美。

（张 凌）

第四节 透析者的自我管理

患者的自我管理教育能够提高患者自我保健意识，更积极主动地配合医生治疗。单纯的透析治疗并不能完整地替代肾脏的所有功能，因此，对于透析者来说，改变生活方式、调整行为习惯、有效自我管理，成为影响治疗效果的主要因素之一。推荐透析者定期监测血压、体重等并做好记录，定期化验各项指标并记录结果，记录服药情况，必要时记录三日饮食情况，做好自我饮食评估都是透析者自身病情管理的重要部分。

一、透析者自我管理日记

对透析者来说，体重、血压、脉搏、饮水量监测的重要性不言而喻。养成良好的自我管理习惯可以借助透析者自我管理日记来实现（详见本章第五节表7-6）。一份标准的自我管理日记表可以为医生调整药物、评估干体重提供客观依据，也为透析者自我管理如盐的摄入、水的摄入、体重控制等提供重要信息。

二、化验记录

每一项必要检查，都具有它的意义。那么，透析的各种指标，需要多久化验一次呢？

1. 常见的血常规、电解质和肾功能　建议1个月检查一次。

（1）血常规：作为贫血的重要指标，1个月检查一次，可以随时掌握血红蛋白的情况，随时调整促红素和铁剂用量。

（2）肾功能：包括尿素氮、肌酐、二氧化碳结合力等。透析前尿素氮、肌酐的值并非越低越好，过低是营养摄入不足的表现。结合透析后的尿素氮、肌酐的下降率作为评估透析充分性的指标之一，因此透析前后都需要化验肾功能。

（3）电解质：每月化验一次，可以查看血钾、血磷、血钙的变化，以便及时调整用药方案。

其中需要注意的是临床测定的血钙是总钙浓度，包括游离钙（也称离子钙）和结合钙两部分，其中任何一部分的升降，都会直接影响血清总钙值。所谓结合钙是指与血浆蛋白结合的钙，它随血浆蛋白水平的高低而升降。游离钙是真正发挥神经−肌肉生理作用的，结合钙并不发挥生理作用。甲状旁腺激素只影响游离钙，故只有在血浆蛋白正常情况下，血钙升高或降低才有诊断价值，对于低蛋白血症者，需要计算纠正血钙浓度，纠正血钙（mg/L）=血清总钙（mg/L）−血清白蛋白（mg/L）+4.0。参考正常值为84～102mg/L（2.1～2.55mmol/L）。亦可直接测定血清离子钙浓度，正常值为45～49mg/L（1.12～1.23mmol/L）。

2. 甲状旁腺激素和铁指标 建议3个月化验一次。

（1）甲状旁腺激素：是评估肾性骨病、继发性甲状旁腺功能亢进的重要指标，化验最好和电解质钙、磷一起，方便医生指导用药。

（2）铁指标：关系到红细胞的生成，作为治疗贫血的指标之一，虽不如血常规的1个月一次，但建议隔3个月化验一次，过低就需要补充蔗糖铁针剂或者口服铁剂等造血原料。

3. 传染病学指标和肝功能

（1）传染病学指标：就是化验单里，包含有乙肝五项、丙型肝炎、梅毒、艾滋病的那张，血透者一般6个月检查一次，如若中间更换透析室透析，还需再复查。透析室的每个病友都必须查。因为这不仅是"个人"安全问题，也会直接影响到透析室其他病友的"人身安全"。

（2）肝功能：建议1～3个月化验一次，其中碱性磷酸酶与甲状旁腺功能亢进有关。白蛋白是反映营养状况的一个重要指标。

4. 其他检查 心脏彩超、心电图、胸片、内瘘彩超等，可以半年检查一次。

有一点需要说明的是，以上的这些化验和检查，每个地区，每个医院"多久"化验一次的要求并不一样，就像化验单的各种参考值，每个医院所用的实验室检测方式不同，参考值也不尽相同（参见第一章第二节附录中日友好医院参考化验单）。

每次化验结果出来后，我们最好将化验指标进行整理记录，因为各项指标都是在不断变化中，及时有序的整理记录不仅有助于加深我们自己对病情的了解，也有助于医生、护士、营养师等根据化验指标的变化及时调整治疗和护理方案。常用的化验指标自我记录格式，详见本章第五节表7-6。

三、三日饮食记录

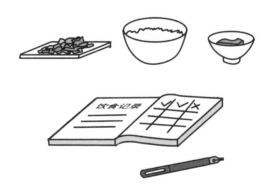

绝大多数透析者需要注意自己的饮食。透析者需要注意饮食是因为其肾脏停止了工作。正常情况下，肾脏可过滤血液，排出人们摄入的多余的水、盐及其他矿物质和营养素。医生、护士或营养师将根据透析者的透析方式、透析频率、营养状况及临床症状告知透析者是否有什么食物或饮料是应该限制或避免的。当然，通过对本书前面的阅读学习，我们也对于透析者的营养及饮食问题有一定的认识和了解。

既然饮食对透析者如此重要，我们怎么才能知道自己的饮食是否合理呢？三日饮食记录能够提供一个客观评估我们饮食摄入量的指标。透析者三日饮食记录能够记录透析者具体的食物摄入情况，有助于营养师了解患者膳食是否合理；营养元素、能量摄入是否充足；饮食当中是否有不良的习惯需要纠正，或是否有典型高磷、高钾食物。建议透析者选择透析日其中一天、周六周日选择一天、非透析日选择一天，建立自己的三日饮食记录，记录表格（详见本章第五节表7-8）要求如下：

1. 凡是经口进食的所有食物均需记录，包括一日三餐、加餐（方便面、面包等）、水、烹饪用的油、盐、调料及零食（如花生、糖、瓜子、饮料、饼干、冰淇淋等）。

2. 谷薯类包括大米、面粉、包子、馒头、粽子、粥、山药、土豆、红薯等；肉蛋类包括猪、牛、羊、鸭、鹅、鸡、鱼、虾、蟹、鸡蛋、鸭蛋、鹅蛋、鹌鹑蛋等；坚果类包括核桃仁、松子仁、榛子仁、芝麻、杏仁、腰果、花生仁、瓜子、核桃、松子、榛子、葵花子等；加工食品类包括凉粉、粉条、点心、饼干、八宝粥、香肠、汉堡、薯片、巧克力、冰淇淋等；调料类包括油盐酱醋、芝麻酱、花生酱、番茄酱等；饮料类包括水、可乐、橙汁、酒、茶、咖啡等。

3. 记录时应在相应的分类栏里写明进食的品种、数量。例如：进食了瘦肉、青瓜，可在肉蛋类写上瘦肉50g或1两，在蔬菜类一栏写上青瓜150g或3两。

4. 摄入量尽量准确，如馒头1个约75g等，建议在进食后马上记录，避免忘记，减少误差。

四、透析者回归职场工作的条件

不要认为得了肾病就是"废人"，什么工作都做不了，眼睁睁看着全世界所有人都在拼命追求精彩的生活，而自己因为生病、透析，连拼命的机会和勇气都没有！这种深深的无力感在如今快节奏的氛围中尤其明显，这也是很多透析者在生病后，觉得生活没有希望、焦虑、抑郁发病率明显高于普通人的一个主要原因。事实上，透析者通过正规的治疗及生活方面的保养，会像健康人一样正常生活。

1. 什么样的工作适合透析者

（1）可以确保做定期检查和治疗的工作。

（2）工作内容不勉强：外出跑业务、长时间行走或经常出差都不好。应该选择能做到规律生活的工作。

（3）乘坐交通工具的时间可得以保障。

（4）少加班，避免上夜班。加班和上夜班会造成劳累，影响透析者健康，特别是刚回到职场时更应该避免。

2. 需避免的工作方式

（1）无法休息：经常假日上班或加班，会造成过度劳累。

（2）过度的体力劳动：搬运重物或工地等体力劳动负担过大。

（3）一日三餐，饮食时间不规律的工作。

（赵红艳）

第五节　自我管理记录表格

表7-6～表7-8适合透析者自我管理应用，除此之外，还可以增加药物服用表格，当与医生、护士或营养师讨论时，针对表格内容调整治疗方案会更加准确方便。

表7-6 透析患者自我管理日志

日期	周一			周二			周三			周四			周五			周六			周日		
	早晨	中	晚上	早晨	中	晚上	早晨	中	晚上	早晨	中	晚上	早晨	中	晚上	早晨	中	晚上	早晨	中	晚上
体重（kg）																					
血压（mmHg）收缩压	早	中	晚	早	中	晚	早	中	晚	早	中	晚	早	中	晚	早	中	晚	早	中	晚
血压（mmHg）舒张压																					
脉搏（次/分）																					
体温（℃）	早晨		晚上	早晨		晚上	早晨		晚上	早晨		晚上	早晨		晚上	早晨		晚上	早晨		晚上
饮水量（ml）																					
尿量（ml）																					
大便（次）																					
其他																					

表7-7 化验指标自我记录表

一、基本状况

姓名：　　　　　　　性别：□男　□女　　　出生日期：

身高（cm）：　　　　体重（kg）：

治疗方式：□腹透　□血透　开始透析时间：　　　透析龄：月

二、化验指标记录

化验时间						
血红蛋白						
铁蛋白						
转铁蛋白饱和度						
透析前/后尿素氮						
透析前/后肌酐						
透析前/后血钾						
透析前/后二氧化碳结合力						
透析前/后血钙						
透析前/后血磷						
白蛋白						
甲状旁腺素						
碱性磷酸酶						
传染病学指标						

表7-8 三日饮食记录

患者姓名:＿＿＿＿＿＿＿＿＿　　记录日期:＿＿＿年＿＿＿月＿＿＿日　　第＿＿天

早　餐		
食物类别	食物名称	食物重量
谷薯类		
肉蛋类		
坚果类		
瓜类蔬菜		
绿叶蔬菜		
水果类		
低脂奶类		
豆类		
油脂类		
淀粉类		
调料类		
饮料类		
加工食品类		
中　餐		
食物类别	食物名称	食物重量
谷薯类		
肉蛋类		
坚果类		
瓜类蔬菜		
绿叶蔬菜		
水果类		

续表

中　餐		
食物类别	食物名称	食物重量
低脂奶类		
豆类		
油脂类		
淀粉类		
调料类		
饮料类		
加工食品类		
晚　餐		
食物类别	食物名称	食物重量
谷薯类		
肉蛋类		
坚果类		
瓜类蔬菜		
绿叶蔬菜		
水果类		
低脂奶类		
豆类		
油脂类		
淀粉类		
调料类		
饮料类		
加工食品类		

以下由营养师计算后填写：

0～1g	油脂类（10g，90kcal）_____	瓜果蔬菜（200g，50kcal）_____	淀粉类（50g，180kcal）_____
4g	坚果类（20g，90kcal）_____	谷薯类（50g，180kcal）_____	绿叶蔬菜（250g，50kcal）_____
7g	肉蛋类（50g，90kcal）_____	豆类（35g，90kcal）_____	低脂奶类（240g，90kcal）_____

最后，营养师会根据计算结果，指出我们饮食中水、盐、磷、钾、蛋白质、热量、油脂等的摄入量是否合理，以便我们及时调整饮食结构，保证饮食的合理性。

（吕 程 姜 鸿）

常见食物成分表

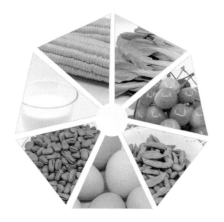

常见食物成分表

谷 薯 类

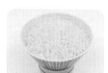

稻米 100g

能量: 347kcal
蛋白质: 7.4g
磷: 110mg
脂肪: 0.8mg
钾: 103mg
钠: 3.8mg
水分: 13.3g

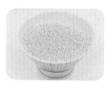

小米 100g

能量: 361kcal
蛋白质: 9g
磷: 229mg
脂肪: 3.1mg
钾: 284mg
钠: 4.3mg
水分: 11.6g

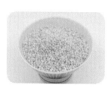

高粱米 100g

能量: 360kcal
蛋白质: 10.4g
磷: 329mg
脂肪: 3.1mg
钾: 281mg
钠: 6.3mg
水分: 10.3g

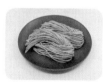

荞麦面 100g

能量: 329kcal
蛋白质: 11.3g
磷: 243mg
脂肪: 2.8mg
钾: 30.4mg
钠: 0.9mg
水分: 14.2g

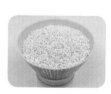

糯米（均值） 100g

能量: 350kcal
蛋白质: 7.3g
磷: 113mg
脂肪: 1.0mg
钾: 137mg
钠: 1.5mg
水分: 12.6g

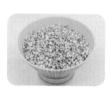

薏仁米 100g

能量: 361kcal
蛋白质: 12.8g
磷: 217mg
脂肪: 3.3mg
钾: 238mg
钠: 3.3mg
水分: 11.2g

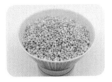

青稞　　　　100g
能量：　　　342kcal
蛋白质：　　　8.1g
磷：　　　　405mg
脂肪：　　　1.5mg
钾：　　　　644mg
钠：　　　　77mg
水分：　　　12.4g

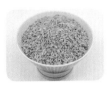

燕麦　　　　100g
能量：　　　337kcal
蛋白质：　　　9.3g
磷：　　　　297mg
脂肪：　　　2.3mg
钾：　　　　401mg
钠：　　　　4.7mg
水分：　　　　13g

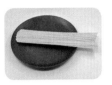

挂面（标准粉）100g
能量：　　　348kcal
蛋白质：　　10.1g
磷：　　　　153mg
脂肪：　　　0.7mg
钾：　　　　157mg
钠：　　　　150mg
水分：　　　12.4g

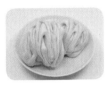

花卷　　　　100g
能量：　　　214kcal
蛋白质：　　　6.4g
磷：　　　　72mg
脂肪：　　　　1mg
钾：　　　　83mg
钠：　　　　95mg
水分：　　　45.7g

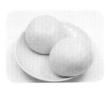

馒头（均值）100g
能量：　　　223kcal
蛋白质：　　　　7g
磷：　　　　107mg
脂肪：　　　1.1mg
钾：　　　　138mg
钠：　　　165.9mg
水分：　　　43.9g

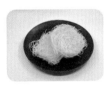

米粉　　　　100g
能量：　　　346kcal
蛋白质：　　　0.4g
磷：　　　　45mg
脂肪：　　　0.8mg
钾：　　　　19mg
钠：　　　52.2mg
水分：　　　12.7g

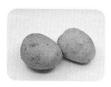

马铃薯　　100g

能量：　　　77kcal
蛋白质：　　　2g
磷：　　　　40mg
脂肪：　　0.2mg
钾：　　　342mg
钠：　　　2.7mg
水分：　　79.8g

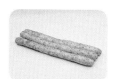

山药　　　100g

能量：　　　57kcal
蛋白质：　　1.9g
磷：　　　　34mg
脂肪：　　0.2mg
钾：　　　213mg
钠：　　　18.6mg
水分：　　84.8g

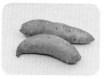

甘薯（白心）100g

能量：　　106kcal
蛋白质：　　1.4g
磷：　　　　46mg
脂肪：　　0.2mg
钾：　　　174mg
钠：　　　58.2mg
水分：　　72.6g

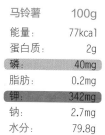

藕　　　　100g

能量：　　　73kcal
蛋白质：　　1.9g
磷：　　　　58mg
脂肪：　　0.2mg
钾：　　　243mg
钠：　　　44.2mg
水分：　　80.5g

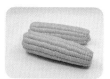

玉米　　　100g

能量：　　112kcal
蛋白质：　　　4g
磷：　　　117mg
脂肪：　　1.2mg
钾：　　　238mg
钠：　　　1.1mg
水分：　　71.3g

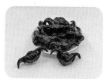

菱角　　　100g

能量：　　　98kcal
蛋白质：　　4.5g
磷：　　　　93mg
脂肪：　　0.1mg
钾：　　　437mg
钠：　　　5.8mg
水分：　　　73g

常见食物成分表

蔬菜类

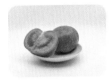

番茄 100g
能量: 20kcal
蛋白质: 0.9g
磷: 23mg
脂肪: 0.2mg
钾: 163mg
钠: 5mg
水分: 94.4g

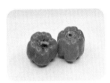

柿子椒 100g
能量: 25kcal
蛋白质: 1g
磷: 20mg
脂肪: 0.2mg
钾: 142mg
钠: 3.3mg
水分: 93g

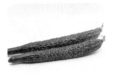

黄瓜 100g
能量: 16kcal
蛋白质: 0.8g
磷: 24mg
脂肪: 0.2mg
钾: 102mg
钠: 4.9mg
水分: 95.8g

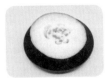

冬瓜 100g
能量: 12kcal
蛋白质: 0.4g
磷: 12mg
脂肪: 0.2mg
钾: 78mg
钠: 1.8mg
水分: 96.6g

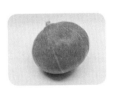

南瓜 100g
能量: 23kcal
蛋白质: 0.7g
磷: 24mg
脂肪: 0.1mg
钾: 145mg
钠: 0.8mg
水分: 93.5g

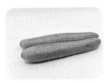

丝瓜 100g
能量: 21kcal
蛋白质: 1.0g
磷: 29mg
脂肪: 0.2mg
钾: 115mg
钠: 2.6mg
水分: 94.3g

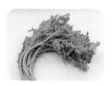

茼蒿   100g

能量：   24kcal
蛋白质：   1.9g
磷：   36mg
脂肪：   0.3mg
钾：   220mg
钠：   161.3mg
水分：   93g

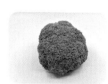

西兰花   100g

能量：   36kcal
蛋白质：   4.1g
磷：   72mg
脂肪：   0.6mg
钾：   17mg
钠：   18.8mg
水分：   90.3g

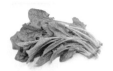

菠菜   100g

能量：   28kcal
蛋白质：   2.6g
磷：   47mg
脂肪：   0.3mg
钾：   311mg
钠：   85.2mg
水分：   91.2g

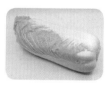

大白菜（均值） 100g

能量：   13kcal
蛋白质：   1.5g
磷：   37mg
脂肪：   0.1mg
钾：   252mg
钠：   65mg
水分：   95.32g

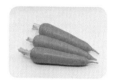

胡萝卜   100g

能量：   46kcal
蛋白质：   1.4g
磷：   16mg
脂肪：   0.2mg
钾：   193mg
钠：   25.1mg
水分：   87.4g

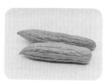

苦瓜   100g

能量：   22kcal
蛋白质：   1.0g
磷：   35mg
脂肪：   0.1mg
钾：   256mg
钠：   2.5mg
水分：   93.4g

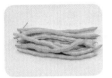

豆角 　100g

能量： 34kcal
蛋白质： 2.5g
磷： 55mg
脂肪： 0.2mg
钾： 207mg
钠： 3.4mg
水分： 90g

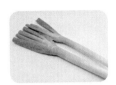

大葱 　100g

能量： 33kcal
蛋白质： 1.7g
磷： 38mg
脂肪： 0.3mg
钾： 144mg
钠： 4.8mg
水分： 91g

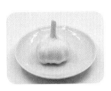

大蒜 　100g

能量： 128kcal
蛋白质： 4.5g
磷： 117mg
脂肪： 0.2mg
钾： 302mg
钠： 19.6mg
水分： 66.6g

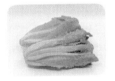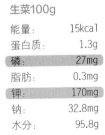

生菜100g

能量： 15kcal
蛋白质： 1.3g
磷： 27mg
脂肪： 0.3mg
钾： 170mg
钠： 32.8mg
水分： 95.8g

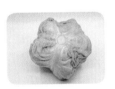

卷心菜 　100g

能量： 23kcal
蛋白质： 2.2g
磷： 38mg
脂肪： 0.3mg
钾： 243mg
钠： 94.3mg
水分： 92.9g

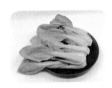

油菜 　100g

能量： 25kcal
蛋白质： 1.8g
磷： 39mg
脂肪： 0.5mg
钾： 210mg
钠： 55.8mg
水分： 92.9g

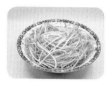

黄豆芽 100g

能量： 47kcal
蛋白质： 4.5g
磷： 74mg
脂肪： 1.6mg
钾： 160mg
钠： 7.2mg
水分： 88.8g

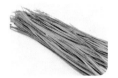

韭菜 100g

能量： 29kcal
蛋白质： 2.4g
磷： 38mg
脂肪： 0.4mg
钾： 247mg
钠： 8.1mg
水分： 91.8g

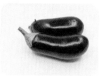

茄子（均值）100g

能量： 23kcal
蛋白质： 1.1g
磷： 23mg
脂肪： 0.2mg
钾： 142mg
钠： 5.4mg
水分： 93.4g

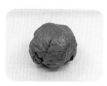

紫甘蓝 100g

能量： 19kcal
蛋白质： 1.2g
磷： 22mg
脂肪： 0.2mg
钾： 177mg
钠： 27mg
水分： 91.8g

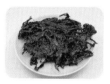

紫菜（干） 100g

能量： 250kcal
蛋白质： 26.7g
磷： 350mg
脂肪： 1.1mg
钾： 1796mg
钠： 1588mg
水分： 12.7g

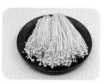

金针菇 100g

能量： 32kcal
蛋白质： 2.4g
磷： 97mg
脂肪： 0.4mg
钾： 195mg
钠： 4.3mg
水分： 90.2g

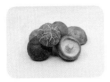

香菇 100g

能量：	26kcal
蛋白质：	2.2g
磷：	53mg
脂肪：	0.3mg
钾：	20mg
钠：	1.4mg
水分：	91.7g

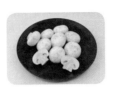

口蘑（白蘑） 100g

能量：	277kcal
蛋白质：	38.7g
磷：	1655mg
脂肪：	3.3mg
钾：	3106mg
钠：	5.2mg
水分：	9.2g

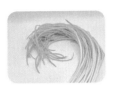

蒜黄 100g

能量：	21kcal
蛋白质：	2.5g
磷：	58mg
脂肪：	0.2mg
钾：	168mg
钠：	7.8mg
水分：	93g

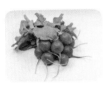

樱桃萝卜 100g

能量：	19kcal
蛋白质：	1.1g
磷：	21mg
脂肪：	0.2mg
钾：	286mg
钠：	33.5mg
水分：	94g

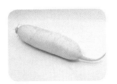

白萝卜 100g

能量：	23kcal
蛋白质：	0.9g
磷：	26mg
脂肪：	0.1mg
钾：	173mg
钠：	61.8mg
水分：	93.4g

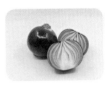

洋葱 100g

能量：	40kcal
蛋白质：	1.1g
磷：	39mg
脂肪：	0.2mg
钾：	147mg
钠：	4.4mg
水分：	89.2g

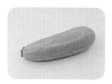

西葫芦 100g

能量：	18kcal
蛋白质：	0.8g
磷：	17mg
脂肪：	0.2mg
钾：	92mg
钠：	5.0mg
水分：	95g

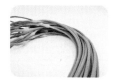

蒜苔 100g

能量：	61kcal
蛋白质：	2.0g
磷：	52mg
脂肪：	0.1mg
钾：	161mg
钠：	3.8mg
水分：	82g

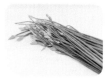

韭苔 100g

能量：	33kcal
蛋白质：	2.2g
磷：	29mg
脂肪：	0.1mg
钾：	121mg
钠：	1.0mg
水分：	89g

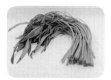

空心菜 100g

能量：	20kcal
蛋白质：	2.2g
磷：	38mg
脂肪：	0.3mg
钾：	243mg
钠：	94.3mg
水分：	93g

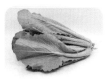

小白菜 100g

能量：	15kcal
蛋白质：	1.5g
磷：	36mg
脂肪：	0.3mg
钾：	178mg
钠：	73.5mg
水分：	95g

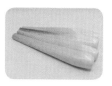

茭白 100g

能量：	23kcal
蛋白质：	1.2g
磷：	36mg
脂肪：	0.2mg
钾：	209mg
钠：	5.8mg
水分：	92g

青尖椒 100g

能量：	23kcal
蛋白质：	1.4g
磷：	33mg
脂肪：	0.3mg
钾：	147mg
钠：	209mg
水分：	92g

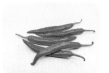

美人椒 100g

能量：	32kcal
蛋白质：	1.3g
磷：	95mg
脂肪：	0.4mg
钾：	222mg
钠：	2.6mg
水分：	89g

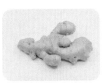

生姜 100g

能量：	41kcal
蛋白质：	1.3g
磷：	25mg
脂肪：	0.6mg
钾：	295mg
钠：	14.9mg
水分：	87g

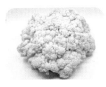

花菜 100g

能量：	24kcal
蛋白质：	2.1g
磷：	47mg
脂肪：	0.2mg
钾：	200mg
钠：	31.6mg
水分：	92g

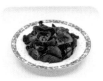

黑木耳（泡发） 100g

能量：	21kcal
蛋白质：	1.5g
磷：	12mg
脂肪：	0.2mg
钾：	52mg
钠：	8.5mg
水分：	92g

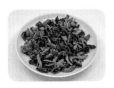

黑木耳（干） 100g

能量：	205kcal
蛋白质：	10.6g
磷：	201mg
脂肪：	0.2mg
钾：	757mg
钠：	48.5mg
水分：	14.4g

常见食物成分表

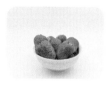

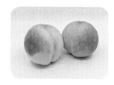

草莓	100g
能量：	32kcal
蛋白质：	1g
磷：	27mg
脂肪：	0.2mg
钾：	131mg
钠：	4.2mg
水分：	91.3g

桃（均值）	100g
能量：	51kcal
蛋白质：	0.9g
磷：	20mg
脂肪：	0.1mg
钾：	166mg
钠：	5.7mg
水分：	86.4

苹果	100g
能量：	54kcal
蛋白质：	0.2g
磷：	12mg
脂肪：	0.2mg
钾：	119mg
钠：	1.6mg
水分：	85.9g

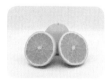

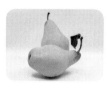

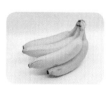

橙子	100g
能量：	48kcal
蛋白质：	0.8g
磷：	22mg
脂肪：	0.2mg
钾：	159mg
钠：	1.2mg
水分：	87.4g

梨（均值）	100g
能量：	50kcal
蛋白质：	0.4g
磷：	14mg
脂肪：	0.2mg
钾：	92mg
钠：	2.1mg
水分：	85.8g

香蕉	100g
能量：	93kcal
蛋白质：	1.4g
磷：	28mg
脂肪：	0.2mg
钾：	256mg
钠：	0.8mg
水分：	75.8g

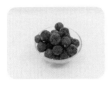

杨梅 100g

能量：	30kcal
蛋白质：	0.8g
磷：	8mg
脂肪：	0.2mg
钾：	149mg
钠：	0.7mg
水分：	92g

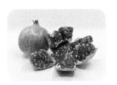

石榴（均值） 100g

能量：	73kcal
蛋白质：	1.4g
磷：	71mg
脂肪：	0.2mg
钾：	231mg
钠：	0.9mg
水分：	79.1g

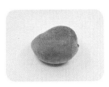

芒果 100g

能量：	35kcal
蛋白质：	0.6g
磷：	11mg
脂肪：	0.2mg
钾：	138mg
钠：	2.8mg
水分：	90.6g

李子 100g

能量：	38kcal
蛋白质：	0.7g
磷：	11mg
脂肪：	0.2mg
钾：	144mg
钠：	3.8mg
水分：	90g

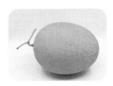

哈密瓜 100g

能量：	34kcal
蛋白质：	0.5g
磷：	19mg
脂肪：	0.1mg
钾：	190mg
钠：	26.7mg
水分：	91g

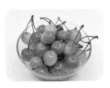

樱桃 100g

能量：	46kcal
蛋白质：	1.1g
磷：	27mg
脂肪：	0.2mg
钾：	232mg
钠：	8mg
水分：	88g

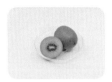

猕猴桃 100g

能量： 61kcal
蛋白质： 0.8g
磷： 26mg
脂肪： 0.6mg
钾： 144mg
钠： 10mg
水分： 83.4g

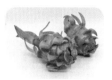

火龙果 100g

能量： 51kcal
蛋白质： 1.1g
磷： 35mg
脂肪： 0.2mg
钾： 20mg
钠： 2.7mg
水分： 84.8g

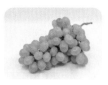

葡萄（均值） 100g

能量： 44kcal
蛋白质： 0.5g
磷： 13mg
脂肪： 0.2mg
钾： 104mg
钠： 1.3mg
水分： 88.7g

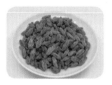

葡萄干 100g

能量： 344kcal
蛋白质： 2.5g
磷： 90mg
脂肪： 0.4mg
钾： 995mg
钠： 19.1mg
水分： 11.6g

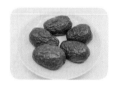

枣（干） 100g

能量： 276kcal
蛋白质： 3.2g
磷： 51mg
脂肪： 0.5mg
钾： 524mg
钠： 6.2mg
水分： 26.9g

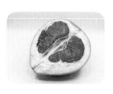

柚子 100g

能量： 41kcal
蛋白质： 0.8g
磷： 24mg
脂肪： 0.2mg
钾： 119mg
钠： 3.0mg
水分： 89g

牛油果　　　100g

能量：　　161kcal
蛋白质：　　　2g
磷　　　　　41mg
脂肪：　　15.3mg
钾：　　　599mg
钠：　　　　10mg
水分：　　　74g

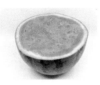

西瓜　　　　100g

能量：　　　34kcal
蛋白质：　　0.5g
磷　　　　　13mg
脂肪：　　　－mg
钾：　　　　79mg
钠：　　　4.2mg
水分：　　91.2g

鲜枣　　　　100g

能量：　　122kcal
蛋白质：　　1.1g
磷　　　　2.3mg
脂肪：　　0.3mg
钾：　　　375mg
钠：　　　1.2mg
水分：　　　67g

金橘　　　　100g

能量：　　　58kcal
蛋白质：　　　1g
磷　　　　　20mg
脂肪：　　0.2mg
钾：　　　144mg
钠：　　　　3mg
水分：　　84.7g

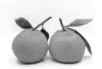

芦柑　　　　100g

能量：　　　44kcal
蛋白质：　　0.6g
磷　　　　　25mg
脂肪：　　0.2mg
钾：　　　　54mg
钠：　　　　－mg
水分：　　88.5g

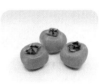

柿子　　　　100g

能量：　　　71kcal
蛋白质：　　0.4g
磷　　　　　23mg
脂肪：　　0.1mg
钾：　　　151mg
钠：　　　0.8mg
水分：　　　81g

常见食物成分表

⬡豆⬡类⬡

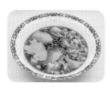

豆腐脑	100g
能量：	15kcal
蛋白质：	1.9g
磷：	5mg
脂肪：	0.8mg
钾：	107mg
钠：	2.8mg
水分：	96.7g

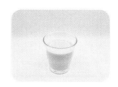

豆浆	100g
能量：	16kcal
蛋白质：	1.8g
磷：	30mg
脂肪：	0.7mg
钾：	48mg
钠：	3mg
水分：	96.4g

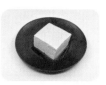

豆腐（北）	100g
能量：	99kcal
蛋白质：	12.2g
磷：	158mg
脂肪：	4.8mg
钾：	106mg
钠：	7.3mg
水分：	80g

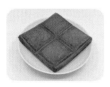

豆腐干	100g
能量：	152kcal
蛋白质：	15.8g
磷：	219mg
脂肪：	7.8mg
钾：	99mg
钠：	234.1mg
水分：	69.2g

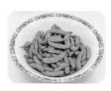

毛豆（青豆）	100g
能量：	131kcal
蛋白质：	13.1g
磷：	188mg
脂肪：	0.25mg
钾：	99mg
钠：	234.1mg
水分：	69.6g

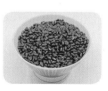

赤小豆（红豆）	100g
能量：	324kcal
蛋白质：	20.2g
磷：	305mg
脂肪：	0.6mg
钾：	860mg
钠：	2.2mg
水分：	12.6g

167

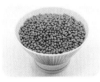

绿豆	100g
能量：	329kcal
蛋白质：	21.6g
磷：	337mg
脂肪：	0.8mg
钾：	787mg
钠：	3.2mg
水分：	12.3g

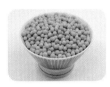

黄豆（大豆）	100g
能量：	390kcal
蛋白质：	35g
磷：	465mg
脂肪：	16mg
钾：	1503mg
钠：	2.2mg
水分：	10.2g

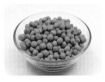

豌豆	100g
能量：	334kcal
蛋白质：	20.2g
磷：	259mg
脂肪：	1.1mg
钾：	823mg
钠：	9.7mg
水分：	10.4g

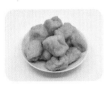

油豆腐	100g
能量：	245kcal
蛋白质：	17g
磷：	238mg
脂肪：	17.6mg
钾：	158mg
钠：	32.5mg
水分：	58.8g

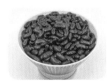

红腰豆	100g
能量：	317kcal
蛋白质：	19.1g
磷：	48mg
脂肪：	1.3mg
钾：	358mg
钠：	12.5mg
水分：	15g

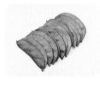

扁豆	100g
能量：	37kcal
蛋白质：	2.7g
磷：	54mg
脂肪：	0.2mg
钾：	178mg
钠：	3.8mg
水分：	88g

常见食物成分表

〈肉〉〈蛋〉〈奶〉〈类〉

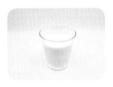

牛乳（均值）100g

能量：	54kcal
蛋白质：	3g
磷：	73mg
脂肪：	3.2mg
钾：	109mg
钠：	37.2mg
水分：	89.8g

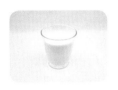

酸奶（均值）100g

能量：	72kcal
蛋白质：	2.5g
磷：	85mg
脂肪：	2.7mg
钾：	150mg
钠：	39.8mg
水分：	84.7g

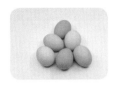

鸡蛋（均值）100g

能量：	144kcal
蛋白质：	13.3g
磷：	130mg
脂肪：	8.8mg
钾：	154mg
钠：	131.5mg
水分：	74.1g

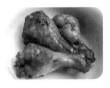

鸡肉（均值）100g

能量：	167kcal
蛋白质：	19.3g
磷：	156mg
脂肪：	9.4mg
钾：	251mg
钠：	63.3mg
水分：	69g

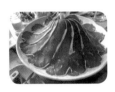

牛肉（均值）100g

能量：	125kcal
蛋白质：	19.9g
磷：	168mg
脂肪：	4.2mg
钾：	216mg
钠：	84.2mg
水分：	72.8g

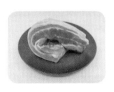

猪肉（均值）100g

能量：	395kcal
蛋白质：	13.2g
磷：	162mg
脂肪：	37mg
钾：	204mg
钠：	59.4mg
水分：	46.8g

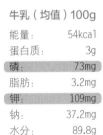

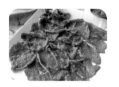

羊肉（均值）100g

能量：	203kcal
蛋白质：	19g
磷：	146mg
脂肪：	14.1mg
钾：	232mg
钠：	80.6mg
水分：	65.7g

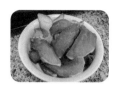

腊肉（生） 100g

能量：	498kcal
蛋白质：	11.8g
磷：	249mg
脂肪：	48.8mg
钾：	416mg
钠：	763.9mg
水分：	31.1g

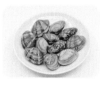

蛤蜊 100g

能量：	62kcal
蛋白质：	10.1g
磷：	128mg
脂肪：	1.1mg
钾：	140mg
钠：	425.7mg
水分：	84.1g

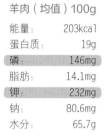

海虾 100g

能量：	79kcal
蛋白质：	16.8g
磷：	196mg
脂肪：	0.6mg
钾：	228mg
钠：	302.2mg
水分：	79.0g

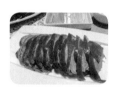

烤鸭 100g

能量：	436kcal
蛋白质：	16.6g
磷：	175mg
脂肪：	38.4mg
钾：	247mg
钠：	83mg
水分：	38.2g

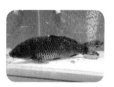

鲤鱼 100g

能量：	109kcal
蛋白质：	17.6g
磷：	204mg
脂肪：	4.1mg
钾：	336mg
钠：	53.7mg
水分：	76.7g

常见食物成分表

〈坚〉〈果〉〈油〉〈脂〉〈类〉

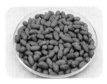

花生仁（生）100g

能量：	574kcal
蛋白质：	24.8g
磷：	324mg
脂肪：	44.3mg
钾：	587mg
钠：	3.6mg
水分：	6.9g

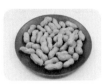

炒花生　　100g

能量：	601kcal
蛋白质：	21.7g
磷：	326mg
脂肪：	48mg
钾：	563mg
钠：	34.8mg
水分：	4.1g

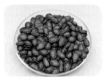

西瓜子（炒）100g

能量：	582kcal
蛋白质：	32.7g
磷：	756mg
脂肪：	44.8mg
钾：	612mg
钠：	187.7mg
水分：	4.3g

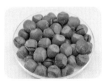

榛子（炒）　100g

能量：	611kcal
蛋白质：	30.5g
磷：	423mg
脂肪：	50.3mg
钾：	686mg
钠：	153mg
水分：	2.3g

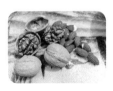

山核桃（熟）100g

能量：	612kcal
蛋白质：	7.9g
磷：	222mg
脂肪：	50.8mg
钾：	241mg
钠：	430.3mg
水分：	2.2g

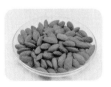

杏仁（炒）　100g

能量：	618kcal
蛋白质：	25.7g
磷：	202mg
脂肪：	51mg
钾：	240mg
钠：	440mg
水分：	2.1g

黑芝麻 　　100g

能量： 559kcal
蛋白质： 19.1g
磷 516mg
脂肪： 46.1mg
钾 358mg
钠： 8.3mg
水分： 5.7g

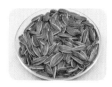

葵花子（炒）100g

能量： 616kcal
蛋白质： 22.6g
磷 564mg
脂肪： 52.8mg
钾 491mg
钠： 1322mg
水分： 2g

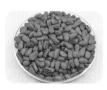

松子（炒） 　100g

能量： 644kcal
蛋白质： 14.1g
磷 227mg
脂肪： 58.5mg
钾 612mg
钠： 3mg
水分： 3.6g

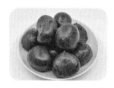

栗子（熟）100g

能量： 214kcal
蛋白质： 4.8g
磷 91mg
脂肪： 1.5mg
钾 306mg
钠： 2.0mg
水分： 46.6g

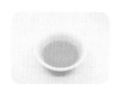

花生油 　　100g

能量： 899kcal
蛋白质： 0g
磷 15mg
脂肪： 99.9mg
钾 1.0mg
钠： 3.5mg
水分： 0.1g

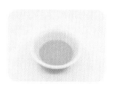

橄榄油 　　100g

能量： 899kcal
蛋白质： 0g
磷 0mg
脂肪： 99.9mg
钾 1.0mg
钠： 0mg
水分： 0g

常见食物成分表

〈加〉〈工〉〈食〉〈品〉〈及〉〈饮〉〈料〉〈类〉

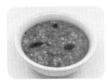

八宝粥	100g
能量：	81kcal
蛋白质：	1.5g
磷：	18mg
脂肪：	4.4mg
钾：	184mg
钠：	13.9mg
水分：	84.5g

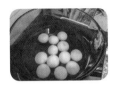

黑芝麻汤圆	100g
能量：	311kcal
蛋白质：	4.4g
磷：	71mg
脂肪：	13.8mg
钾：	102mg
钠：	23.2mg
水分：	37.2g

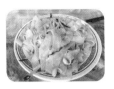

酿皮	100g
能量：	107kcal
蛋白质：	4.4g
磷：	25mg
脂肪：	0.3mg
钾：	138mg
钠：	514.8mg
水分：	72.4g

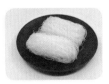

粉丝	100g
能量：	338kcal
蛋白质：	0.8g
磷：	16mg
脂肪：	0.2mg
钾：	18mg
钠：	9.3mg
水分：	15g

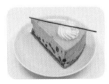

蛋糕（均值）	100g
能量：	348kcal
蛋白质：	8.6g
磷：	130mg
脂肪：	5.1mg
钾：	77mg
钠：	67.8mg
水分：	18.6g

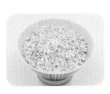

燕麦片	100g
能量：	377kcal
蛋白质：	15g
磷：	291mg
脂肪：	6.7mg
钾：	214mg
钠：	3.7mg
水分：	9.2g

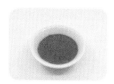

芝麻酱	100g
能量：	630kcal
蛋白质：	19.2g
磷：	626mg
脂肪：	52.7mg
钾：	343mg
钠：	38.5mg
水分：	0.3g

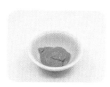

花生酱	100g
能量：	600kcal
蛋白质：	6.9g
磷：	90mg
脂肪：	53mg
钾：	99mg
钠：	2340mg
水分：	0.5g

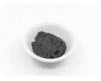

番茄酱	100g
能量：	85kcal
蛋白质：	4.9g
磷：	117mg
脂肪：	0.2mg
钾：	989mg
钠：	37.1mg
水分：	75.8g

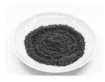

咖啡粉	100g
能量：	218kcal
蛋白质：	12.2g
磷：	303mg
脂肪：	0.5mg
钾：	3535mg
钠：	67.8mg
水分：	3.1g

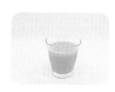

橙汁	100ml
能量：	46kcal
蛋白质：	0.5g
磷：	13mg
脂肪：	0mg
钾：	150mg
钠：	3mg
水分：	88.2g

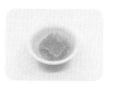

蜂蜜	100g
能量：	321kcal
蛋白质：	0.4g
磷：	3mg
脂肪：	1.9mg
钾：	28mg
钠：	0.3mg
水分：	22g

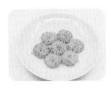

菊花	100g
能量：	316kcal
蛋白质：	27.1g
磷：	338mg
脂肪：	1.2mg
钾：	1643mg
钠：	8mg
水分：	7.4g

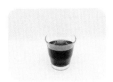

可口可乐	100ml
能量：	180kcal
蛋白质：	0g
磷：	13mg
脂肪：	0mg
钾：	1mg
钠：	12mg
水分：	89.1g

雪碧	100 ml
能量：	191kcal
蛋白质：	0g
磷：	<2.8mg
脂肪：	0mg
钾：	—mg
钠：	19mg
水分：	89.1g

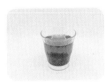

红茶(茶叶)	100g
能量：	294kcal
蛋白质：	26.7g
磷：	390mg
脂肪：	1.1mg
钾：	1934mg
钠：	13.6mg
水分：	7g

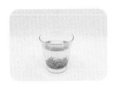

绿茶(茶叶)	100g
能量：	296kcal
蛋白质：	34.2g
磷：	191mg
脂肪：	2.3mg
钾：	1661mg
钠：	28.2mg
水分：	8g

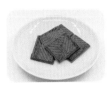

巧克力	100g
能量：	586kcal
蛋白质：	4.3g
磷：	114mg
脂肪：	40.1mg
钾：	254mg
钠：	111.8mg
水分：	1g

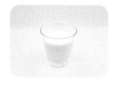

杏仁露　　100ml
能量：	46kcal
蛋白质：	0.9g
磷：	1.0mg
脂肪：	1.1mg
钾：	1.0mg
钠：	9.2mg
水分：	90.2g

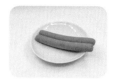

火腿肠　　100g
能量：	212kcal
蛋白质：	14g
磷：	187mg
脂肪：	10.4mg
钾：	217mg
钠：	771.2mg
水分：	57.4g

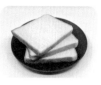

面包（均值）100g
能量：	313kcal
蛋白质：	8.3g
磷：	107mg
脂肪：	5.1mg
钾：	88mg
钠：	230.4mg
水分：	27.4g

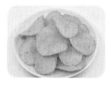

马铃薯片（油炸）100g
能量：	615kcal
蛋白质：	4g
磷：	88mg
脂肪：	48.4mg
钾：	620mg
钠：	60.9mg
水分：	4.1g

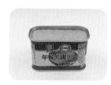

午餐肉罐头　100g
能量：	229kcal
蛋白质：	9.4g
磷：	81mg
脂肪：	15.9mg
钾：	146mg
钠：	981.9mg
水分：	60g

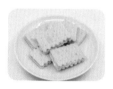

饼干（均值）100g
能量：	433kcal
蛋白质：	9.0g
磷：	88mg
脂肪：	12.7mg
钾：	85mg
钠：	204.1mg
水分：	6.0g

	钾含量	磷含量
超高	>450mg	>300mg
高	300～450mg	200～300mg
中	150～300mg	100～200mg
低	30～150mg	30～100mg

（吕　程　姜　鸿　整理）

参 考 文 献

陈楠，陈香美，谌贻璞，等，2005. 慢性肾脏病蛋白营养治疗专家共识［J］. 国外医学内分泌学分册，25（6）：437-438.

陈香美，2015. 临床肾脏疾病经典问答800问［M］. 北京：人民卫生出版社.

富野康日己，2010. 肾脏病最新治疗与发作防治（居家保命自救手册）［M］. 王华懋，译. 台北：苹果屋出版社.

顾景范，杜寿玢，郭长江，2009. 现代临床营养学［M］. 2版. 北京：科学出版社.

李文歌，卞维静，张凌，等，2010. 血液透析患者长期生存与冠状动脉钙化积分的关系［J］. 中国血液净化，9（5）：247-250.

刘志红，李贵森，2019. 中国慢性肾脏病矿物质和骨异常诊治指南［M］. 北京：人民卫生出版社.

孙世澜，吴彼得，2012. 肾衰竭诊断治疗学［M］. 2版. 北京：人民军医出版社.

王海燕，2008. 肾脏病学［M］. 3版. 北京：人民卫生出版社.

王质刚，2016. 血液净化学［M］. 4版. 北京：北京科学技术出版社.

杨月欣，王光亚，潘兴昌，2009. 中国食物成分表. 第一册［M］. 2版. 北京：北京大学医学出版社.

姚颖，2013. 临床营养指南［M］. 北京：科学出版社.

张建荣，张凌，2010. 慢性肾脏病继发性甲旁亢［M］. 北京：人民军医出版社.

张菊，张凌，2015. 甲状旁腺切除术后围手术期处理和长期管理［J］. 中国血液净化，14（8）：454-456.

张凌，2010. 甲状旁腺切除术在防治慢性肾脏病-矿物质和骨代谢异常中的意义［J］. 临床肾脏病杂志，4（10）：156-157.

张凌，2012. 活性维生素D提高慢性肾脏病患者生存率［J］. 临床药物治疗杂志，10（2）：18-22.

张凌，2015. CKD-MBD甲状旁腺介入及外科治疗的体会［J］. 肾脏病与透析肾移植杂志，24（2）：152-153.

张凌，姚力，花瞻，等，2011. 甲状旁腺全切除术治疗10例Sagliker综合征疗效评估［J］. 中华内科杂志，7（50）：562-567

赵文燕，张凌，谢亚平，等，2011. 甲状旁腺切除术改善继发性甲状旁腺功能亢进症维持性血液透析患者生存质量［J］. 中国血液净化，10（5）：250-253.

中尾俊之，2016. 肾臓病食品交换表［M］. 9版. 東京：医歯薬出版株式会社.

Adhikary LP, Yadava SK, Pokharel A, et al, 2015. Relation between Calcium, Phosphorus, Calcium-Phosphorus Index and iPTH in Chronic Kidney Disease Patients[J]. J Nepal Health Res Counc, 13(29):50-53.

Boronat M, Santana A, Bosch E, et al, 2017. Relationship between Anemia and Serum Concentrations of Calcium and Phosphorus in Advanced Non-Dialysis-Dependent Chronic Kidney Disease[J]. Nephron, 135(2): 97-104.

Chazot C, Kopple JD, 1997. Vitamin metabolism and requirements in renal disease and renal failure. in: Kopple JD, Massry SG, eds. Nutritional Management of Renal Disease [M]. Baltimore:Williams&Wilkins.

Daugirdas JT, 2018. 慢性肾病治疗手册［M］. 王力，丁建东，译. 北京：人民卫生出版社.

Dittmer KE, Perera KC, Elder PA, 2017. Serum fibroblast growth factor 23 concentrations in dogs with chronic kidney disease[J]. Res Vet Sci, 114: 348-350.

Elder GJ, 2017. Calcium-based phosphate binders; down, but not out[J]. Nephrol Dial Transplant, 32(1): 5-8.

Felsenfeld AJ, Levine BS, Rodriguez M, 2015. Pathophysiology of Calcium, Phosphorus, and Magnesium Dysregulation in Chronic Kidney Disease[J]. Semin Dial, 28(6): 564-577.

Heiwe S, Jacobson S, 2014. Exercise training in adults with CKD: a systematic review and meta-analysis[J]. Am J Kidney Dis, 64(3): 383-393.

Jamal SA,Vandermeer B, Raggi P, et al, 2013. Effect of calcium-based versus non-calcium-based phosphate binders on mortality in patients with chornic kidney disease: an updated systematic review and meta-analysis[J]. Lancet, 382(12)：68-77.

Khairallah P, Isakova T, Asplin J, et al, 2017. Acid Load and Phosphorus Homeostasis in CKD[J]. Am J Kidney Dis, 70(4): 541-550.

Mahan KL, Escott-Stump S, Raymond JL, 2017. Krause营养诊疗学［M］. 杜寿玢，陈伟，译. 北京：人民卫生出版社.

Mitch WE, Alplkizler T, 2014. 肾病营养治疗手册［M］. 6版. 刘岩，谭荣韶，主译. 北京：人民卫生出版社.

Palmer SC, Teixeira-Pinto A, Saglimbene V, et al, 2015. Association of Drug Effects on Serum Parathyroid Hormone, Phosphorus, and Calcium Levels With Mortality in CKD: A Meta-analysis[J]. Am J Kidney Dis, 66(6): 962-971.

Parker VJ, Harjes LM, Dembek K, et al, 2017. Association of Vitamin D Metabolites with Parathyroid Hormone, Fibroblast Growth Factor-23, Calcium, and Phosphorus in Dogs with Various Stages of Chronic Kidney Disease[J]. J Vet Intern Med, 31(3): 791-798.

Pires A, Sobrinho L, Ferreira HG, 2017. The Calcium/Phosphorus Homeostasis in Chronic Kidney Disease: From Clinical Epidemiology to Pathophysiology[J]. Acta Med Port, 30(6): 485-492.

Solak B, Acikgoz SB, Sipahi S, et al, 2016. Epidemiology and determinants of pruritus in pre-dialysis chronic kidney disease patients[J]. Int Urol Nephrol, 48(4): 585-591.

Taylor EN, Hoofnagle AN, Curhan GC, 2015. Calcium and phosphorus regulatory hormones and risk of incident symptomatic kidney stones[J]. Clin J Am Soc Nephrol, 10(4): 667-675.

Tsai WC, Peng YS, Chiu YL, et al, 2015. Risk factors for severe hypocalcemia after parathyroidectomy in prevalent dialysis patients with secondary hyperparathyroidism[J]. Int Urol Nephrol, 47(7): 1203-1207.

Wu L, Bai YH, Chen T, et al, 2016. The relation of calcium-phosphorus metabolism-related indexes with cardiac damages[J]. Eur Rev Med Pharmacol Sci, 20(15): 3244-3248.

Zhang L, Yang S, Chen J, et al, 2017. Associations of parathyroid hormone levels and mineral parameters with heart rate variability in patients with end-stage renal disease[J]. Int Urol Nephrol, 49(6): 1079-1085.